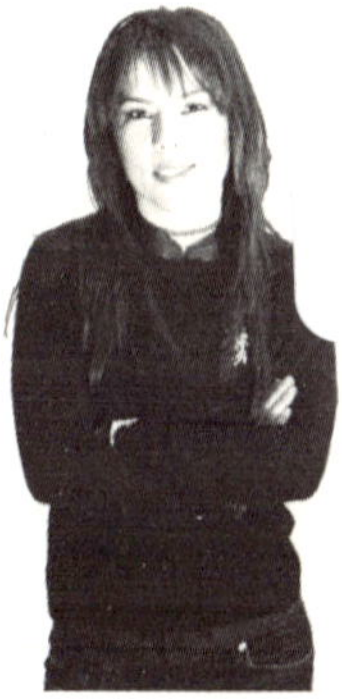

Yasemin Soysal

Izmir doğumlu. Birincilikle girdiği Celal Bayar Universitesi'nden, yine derece ile mezun oldu. 2000 yılında başlayan profesyonel spor yaşamında pek çok ödül ve derece aldı. Bunlardan bazıları; 2000 İzmir Karate Bölge Birinciliği, 2001 Üniversiteler arası Senkronize Trambolin Türkiye ikinciliği, 2003 Üniversiteler arası bayanlar kayak şampiyonası Türkiye beşinciliği... Tramplen ve Kule atlamada Türkiye birinciliklerini elinde tutan Soysal, milli takımla birlikte çalışmalar yaptı.

2002 yılında NLP uygulayıcılığı yetkinliğini edindi. Daha sonra NLP eğitmenliği yetkinliğine ulaştı. Lionslar, Rotory külüpleri, üniversite eğitim günleri, kadınlar birliği gibi birçok kurum ve kuruluşlarda eğitimler verdi. Bu süre içinde, Celal Bayar Üniversitesi Sağlık Bilimleri Enstitüsü "Sporda Psikososyal Alanlar" Ana Bilim dalında, yüksek lisans programını kazandı.

Yasemin Soysal'ın üniversite bünyesinde yaptığı bilimsel çalışmalar sonucu ortaya koyduğu **"zihin potansiyelleri ve Zayıflama"** programı büyük ilgi gördü. Bu çalışma, görsel ya da yazılı basında daha çok "Zihin Gücü ile Zayıflama", "düşünce gücü ile yeni bir kadın yaratma" adı altında geçti. Bu programlarında, 1000'e yakın kilo problemi yaşayan kişi ile çalışma yaptı. Bu süreç içinde yüksek lisans tezini tamamladı. Türkiye'de zihin gücü, zayıflama programlarının ilk yaratıcısı olan Soysal, aynı zamanda yaptığı bilimsel çalışma ile Türkiye'de ilk defa zihin gücünün, zayıflama üzerindeki başarısını bilimsel olarak kanıtladı.

Dokuz Eylül Üniversitesi'nde "Hedefe Odaklanma, Başarı Stratejileri" üzerine öğretim üyesi olarak görev aldı.

Soysal çalışma yaşamına yaptığı televizyon programı ile devam etti. SHOW TV, Show Maks kanalında, Burcu Kara ve ekibi ile birlikte zayıflama, kişisel gelişim, kadın üzerine tv programı yaptı.

Halen, "Zihin Gücü İle Zayıflama" yöntemini kullanarak, kendisine başvuran kilo poblemi olan insanlara eğitim vermektedir.

Tek Şişman Beyniniz
Düşünce Gücüyle Zayıflama

Yasemin Soysal

ISBN 978-605-5740-01-6

232 Sayfa

Yazar	Yasemin Soysal
Editör	Cem Şen
Kapak Tasarımı	Cem Şen
Baskı	Şenyıldız Matbaacılık, Gümüşsuyu Cd. Dalgıç İş Merkezi No:3 Kat:1 Topkapı - İstanbul Tel: 212.4834791-92
Yayın Tarihi	Mart 2009 (1. Basım) Nisan 2009 (4. Basım)
İletişim Adresi	Narlıbahçe Sk. 19/1 Cağaloğlu, İstanbul
Telefon	0 212 522 15 64 - 3 hat
Faks	0 212 522 15 85
E-mail	iletisim@klankitap.com
Internet Sitesi	www.klanyayinlari.com.tr

klân

Tek Şişman Beyniniz

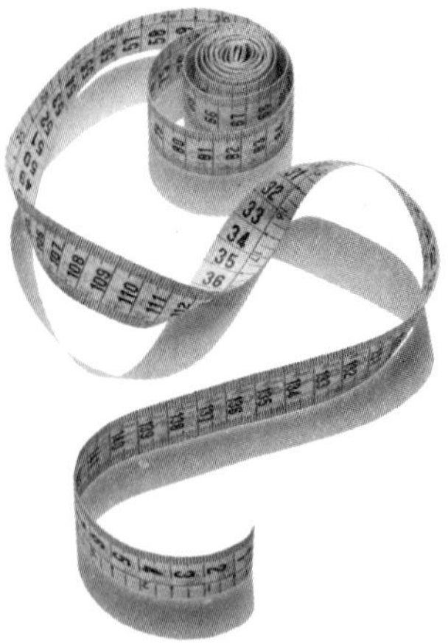

Düşünce Gücüyle Zayıflama

Yasemin Soysal

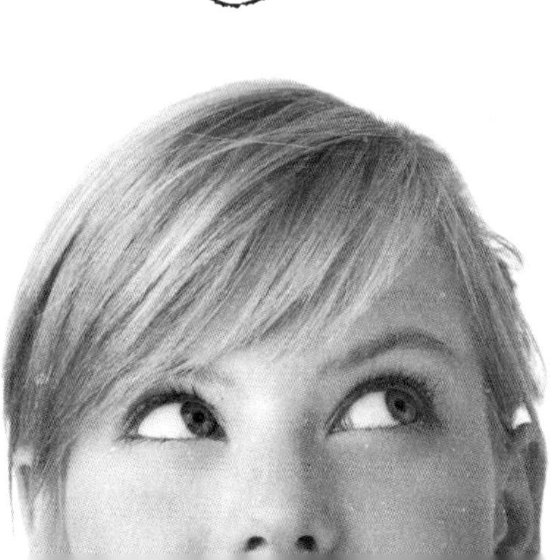

İçindekiler

Teşekkürler

Gecenin en karanlık olduğu an, güneşin doğuşuna en yakın olan andır... Teşekkürler, gecenin karanlığını yaratan ve güneşin doğuşuna destek olan dostlarım...

Herkese ve her şeye rağmen yanımda olan, fikirlerime destek vermekle yetinmeyip, bazen de fikirlerini çalmama izin veren, Ülkü İlçe'ye; en zor zamanlarımda beni yalnız bırakmayan dostum, Eflak Malgaca'ya; kitap yazma fikrini aklıma sokan dostum, Melih Korukçu'ya; bilginin değerini, yaşamın sevincini, sokaklarda paylaştığım Seçil'e; yüreğim sızladığında yüreği sızlayan anneme; ve tüm aileme...

Sadece yaşamını değil aynı zamanda yüreğini de açan dostum ve manevi ailem Arzu Sarıdoğan ve annesi Hamiyet Sarıdoğan'a...

Kahkahalarla da bir kitap ortaya çıkarmış... Her aşamasında emeği olan, bana inanan ve güvenen editörüm Cem Şen'e; köfteleri ve motivasyonu ile bizi yalnız bırakmayan Fadıl Atasay'a...

Kitabın tanıtımına katkıda bulunan Sema Özdem'e... Bu sürece destek veren Kanal Türk program ekibi ve ailesine...

Sonsuz teşekkürlerimle...

Önsöz

Elinizde tuttuğunuz kitapta, çağımızın en büyük problemi olan, obezite ve aşırı kilo sorununa farklı bir bakış açısı getirmeye, sorunlarınızın cevaplarını dışarıda değil içeride bulmanıza yardımcı olmaya çalışacağım.

Kitaptaki bilgilerin, yaptığınız yanlışları fark etmenizi sağlayacağını, yapmanız gerekenler konusunda size yol göstereceğini ve içerisindeki alıştırmalar yardımıyla zayıflama konusunda kendinizi geliştirebileceğinizi umuyorum. Yine inanıyorum ki, beynin mucizelerine şahit olacak, zihinsel egzersizler yardımıyla, kilo vermeniz için gerekli tüm durumları oluşturacaksınız.

Her zaman şunu söylemişsinizdir: Bu iş kafada biter. Bir çok kişi, sigarayı önce kafasında bırakmıştır. Kötü alışkanlıklarından bu şekilde kurtulmuştur. Peki acaba bu insanlar ne yapıyor da sorunu kafasında bitiriyor? Acaba ne yaptıklarını biliyorlar mı?

Ya da, acaba siz kafanızda ne yapıyorsunuz da bir türlü işin içinden çıkamıyorsunuz? Tıpkı bataklığa düşmüş gibi, çırpındıkça daha çok batıyorsunuz?

Elinizdeki kitabın, bu konudaki beklentilerinize karşılık veren, yapmak istediğiniz fiziksel ve ruhsal değişimler konusunda sizi destekleyen bir kitap olduğuna inanıyorum. Umarım bu konuda siz de yanımda olursunuz.

Kolaylıklar diliyorum...

Giriş

Zayıflamak için bin bir çeşit yol denediğinize eminim; birçok merkeze gidip zayıflama uğruna başkalarından yardım istediğinize de... *Ama hiç düşündünüz mü, belki de bütün soruların cevapları içinizdedir?*

Spor salonlarına gideriz ve birileri bize koşmamız gerektiğini söyler. Koşmam mı gerekiyor? Evet, bunu biliyorum zaten; iyi de nasıl? Ben zaten koşabilseydim buraya ne diye gelirdim ki? Gider koşardım. Diyetisyene gidersiniz size az yemeniz gerektiğini söyler. İyi de kardeşim nasıl? Zaten ben az yemem gerektiğini biliyorum, az yiyebilseydim sana gelmezdim. Psikoloğa gidersiniz, size üzülmemeniz gerektiğini söylerler. Bunu zaten biliyorsunuzdur. Yüzlerce kere aynı şeyi duymuşsunuzdur. Üzülme, az ye çok koş... Asıl soru şudur: Tüm bunları nasıl yapacağım? Zaten bunları yapabilseydim sizlere ihtiyaç duymazdım. Tüm bunların nasıl yapılacağı, soruların en büyüğüdür.

Çalışmalarıma başlamadan önce her zaman şunu vurgularım: Burada size ne yapmanız gerektiğinden bahsedemem; çünkü bu, ukalalık olur. Eminim ki siz, benden çok daha fazlasını biliyorsunuz. Bütün diyetleri denediniz. Kuzey, batı, doğu, Çin diyeti, şok diyetler... Bütün spor hocaları ile tanışıp son çıkan tüm yenilikleri takip ettiniz. Belki de benim bile yapmadığım spor dalları ile uğraştınız. Merkezlere gidip son zamanların en iyi makineleri ile vakit geçirdiniz. Eminim ki benim takip etmekte geri kaldığım yenilikleri bile denediniz. O yüzden sizler benim üstadımsınız ve zayıflama konusunda benden çok daha fazlasını biliyorsunuz. Ben sadece bunları nasıl yapacağınız konusunda size yardımcı olabilirim.

Ne yapmanız ya da ne yapmamanız gerektiğini çok iyi biliyorsunuz. Asıl soru şu; peki nasıl yapacaksınız? İşte bu kitapta belki de merak ettiğiniz nasıl sorularının cevaplarını bulacaksınız. İşte o zaman, bu bilgi birikiminizi eyleme dökme vakti gelecektir. Ayrıca eminim ki yapmayı arzuladığınız ama yapamadığınız bir çok şeyi deneme cesaretini de bulunacaksınız.

Beyninizin nasıl çalıştığını bilmek, size daha iyi bir yaşam kalitesi sağlayacaktır.

Öldürmek mi daha basit kilo vermek mi...?

Gazetelerde okuduğum bir haberi sizinle paylaşacağım.

Kasaplık yapan bir işçi, buzhanede son et grubunu getirmek için fabrikaya gelir. Yaklaşık 30 yıldır bu işi yapmaktadır. Son eti buzhaneye koymak için içeri girer ve en arka rafa doğru ilerler.

Arkasını döndüğünde fark eder ki, kapılar kapanmış. Bunu fark edince deli gibi kapıyı yumruklamaya başlar; çünkü eğer burada kalacak olursa donarak öleceğini bilmektedir. Saatlerce sesini birilerine duyurmaya çalışır. Sonunda fabrikada kimsenin kalmadığını anladığında bütün umudunu yitirir ve eşine bir mektup yazmaya karar verir. Cebinden çıkarttığı bir parça kağıda son anlarını yazmaya başlar. "Sevgili eşim, sizleri çok seviyorum. Bugüne kadar yaptığım her şey için beni affedin. Sizlere çok daha güzel bir hayat sağlamak isterdim. Oğlum sana emanet. Şu an çok üşüyorum. Parmaklarım titriyor ve yavaş yavaş sonumun geldiğini hissediyorum."

Evet, bütün yaşadıklarını yazmaya başlar.

Sabah olduğunda kapılar açılır ve içeride yatan birini görürler ve fark ederler ki bu kişi ölmüştür.

Fakat anlamadıkları bir durum vardır: Soğutucu çalışmıyordur! O akşam soğutucu bozuk olduğu için sadece havalandırmayı aktif bırakmışlardır.

Evet soğutucu bozuktur ama çok güçlü ve gürültülü bir şekilde havalandırma çalışmaktadır. Fakat kasabın zihni, gerçeği fark edip içerisinin soğuk olmadığını bir türlü kabul edememiştir. Buzhanenin her zaman ne kadar soğuk olduğunu o kadar iyi bilmektedir ki aksini kendine inandıramaz. Sabah olduğunda donmuş bir adam bulmadılar. Fakat adam kendini donacağına o kadar inandırmıştı ki sonunda öldü. Sonunda kendini öldürmeyi başardı; zihni onu öldürdü!

Bir insan, eğer zihni ile kendisini öldürebiliyorsa, o zaman kilo da verdirebilir. Hem de bunu bir çocuk oyunu basitliğinde yapar.

Bu yüzden zihninizden ne geçtiğini kontrol etmek zorundasınız. Neye inandığınızı bilinç seviyesine çıkartmak durumundasınız. Eğer bunu yapamıyorsanız, o zaman sonuçlarına katlanmak zorunda kalırsınız.

Unutmayın ki, zihniniz eğer sizi öldürebiliyorsa şişmanlatabilir de.

İlerleyen konularda insanların kendilerine istemeden ne gibi zararlar verdiğini, yapılan araştırmalarla tekrar vurgulayacağım.

Unutmayın ki, zihniniz
eğer sizi öldürebiliyorsa
şişmanlatabilir de.

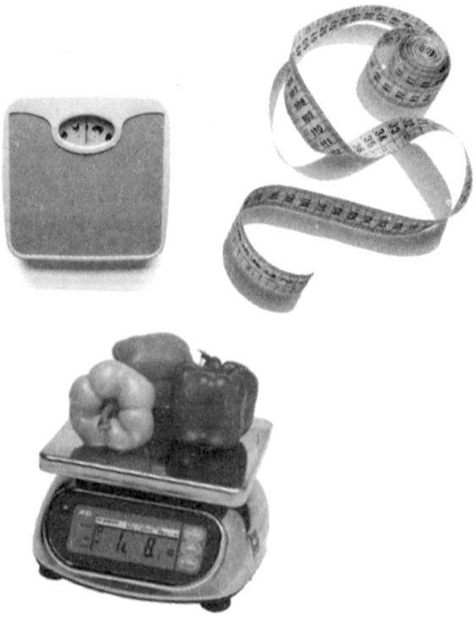

1. Bölüm

Doğru Bildiğimiz Yanlışlar

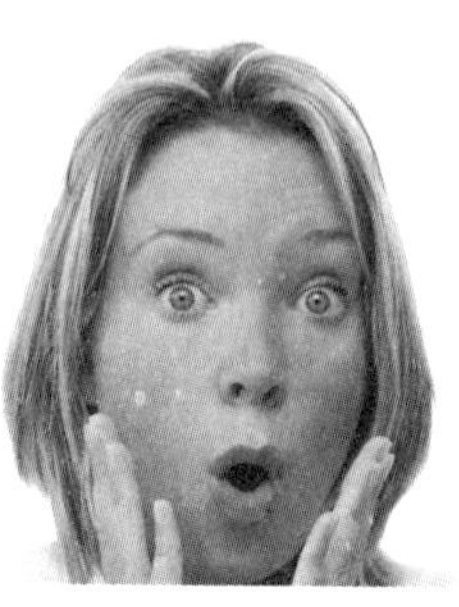

Ne Pahasına Olursa Olsun...

Daha sağlıklı, daha güzel bir bedene sahip olmak istiyoruz ve her gün bunun için çaba harcıyoruz. Bize ne öğretildiyse tüm iyi niyetimizle, hayatımızı değiştirmeye çalışıyoruz. Fakat bazen bu iyi niyetimiz kötü sonuçlar doğurabiliyor. Hayat yolu içinde motive olduğumuzu sanıyor ve ardından göremediğimiz bir duvara tosluyoruz.

Bir gün, öğrencilerimden biri ayağı kalktı ve bana dönüp "Yasemin hanım neden bahsettiğinizi çok iyi anlıyorum," dedi. "Ben her gün zayıflamak için Allah'a dua ederdim. Allahım ne olursa olsun bedenimden şu kilolar yokolup gitsin. Bir sabah uyanayım ve balon gibi sönmüş olayım. Bir sabah uyandığımda, bir anda, şu kilolardan kurtulmuş olayım. Her ne pahasına olursa olsun bunu istiyor ve bunu her gün tekrarlıyordum... Sonra ne oldu biliyor musunuz? Bir sabah uyandığımda kanser olduğumu öğrendim ve bedenimden 15 litre sıvı çektiler. Bir balon gibi sönmüştüm. Bir anda kendimi bomboş hissettim. O zaman anladım ki içim ben ne istiyorsam onu yapmak için elinden geleni yapıyor ve yapacak."

Evet gerçekten öyleydi. Daha sonra da ne zaman kilo vermeye kalksa kendisini çok tedirgin hissediyordu. Hemen tartıya koşuyor, kilo verdiğini görünce şüpheleniyordu. Acaba tekrar kanser mi oluyordu? Ardından bu korkusuyla yüzleşmemek için tekrar kilo almaya başlıyor, kilo alabildiğini gördüğünde rahatlıyordu. Yaşamı, böyle devam eden bir kısır döngünün içinde geçiyordu.

Zihnimiz tahmin ettiğimizden çok daha karmaşıktır. Bilinçaltımız tıpkı cahil bir çocuğa benzer. Neyin iyi neyin kötü olduğu ile ilgilenmeden sadece sonuçları gerçekleştirmeye çalışır. Bizler her gün bir şeyler isteriz; kilomuzla, görünüşümüzle, kendimizle ilgili. Ama aslında bu değişimin neler getireceğini çok azımız düşünürüz.

Gerçekten zayıfladığımda neler yapmak isterdim? Beni bekleyen mutluluk ne kadar olurdu? Bunlarla ilgilenmeyiz. Belki de bahsettiğim kişi her gün bu duayı ederken kendini mutlu ve kahkahalar atarken görseydi, zihni böyle kestirme bir yol yaratmayacaktı. Ya da havuz kenarında istediği fizikle sağlıklı bir şekilde yürüdüğünü, yüzdüğünü düşünseydi o zaman sonuçları bambaşka olabilirdi.

Bizler daha iyi bir yaşam için para kazanmak isteriz; daha sonra öyle bir çabanın ve yoğunluğun içinde buluruz ki kendimizi, yarattığımız o berbat yaşamın içinde neden para kazanmaya çalıştığımızı bile unutuveririz. Bazen elimizdeki mutlulukları bile para kazanma uğruna satıveririz. Amaçla aracı birbirine karıştırırız.

Kilo vermek de tıpkı böyle bir şeydir. Niçin kilo vermek istediğimizi unutur, en keyifli, en mutlu olabileceğimiz günü, ıstırap dolu amacımız için reddederiz. İki gün sonra vazgeçeceğimiz diyeti, arkadaşlarımızla bir fincan çay içip, bir dilim pasta yiyerek sohbet etmeye tercih ederiz. Keyifli bir arkadaş toplantısında, önümüzdeki yiyeceklerin hesabını yaparız. Neyi ne kadar yesem diye düşünürken ânın tadını kaçırırız. Kendimize verdiğimiz sözleri, kilo verdikten sonra yapacağımız aktiviteleri unutuveririz; ya da giymek istediklerimizi...

Kendine defalarca söz veren birçok kişi tanırım: Şu kiloya geleceğim, şunu giyeceğim, şu kiloya geleyim şunları yapacağım... Evet istenilen kilolara gelinir ama istenilen şeyler hep arka planda kalır. Bize yakışmadığını düşündüğümüz için birçok şeyi denemeyiz bile. Ben sizin bedeniniz olsam bir daha asla size güvenmezdim. Peki ya içinizde söz verdiğiniz çocuk... Onun ne hissettiğini hiç düşündünüz mü?

İçinizi kıpır kıpır yapan, sizi yerinizden kaldırıp, yatağın üzerinde zıplatacak görüntü nedir? Yolda yürürken bile düşündüğünüzde gülümsemenize neden olacak o görüntüyü bulun. Kendinizi öyle bir hayal edin ki, içiniz mutlulukla dolsun.

İşte o görüntünün içinde mutluluk vardır, sevinç vardır. Sağlık ve neşe vardır. Beğenilme, kendine güven vardır. Belki de muzırlık dolu, kıpır kıpır gözler vardır.

Eğer o düşüncenin ne olduğunu bulursanız, o zaman sağlıklı bir bedenin kapılarını aralarsınız.

Belki de doğru zaman şimdi...

Maddenin Üç Hali

Beden, Zihin, Ruh

Zihin, beden ve ruh bir bütündür. Birbirinden ayrılamaz ve ayrı düşünülemez. Bağımsız sonuçlar beklemek boşunadır. Yaptığınız her işte bu üçü de farklı oranlarda vardır. Zevk aldığınız bir şeyler yapıyorsanız, üçünü de yoğun olarak kullanıyorsunuz demektir. Nefret ettiğiniz bir şeyle ilgileniyorsanız, bunlar birbirinden kopuk demektir. Örneğin, zorla koşuyorsanız, ruhunuz yoktur bu işin içinde. Bedeninizi zorla terbiye etmeye kalkıyorsanız, bu işin mantığını hiç anlamamışsınız demektir. Kendinize zorla yasaklar koymuşsanız, bedeniniz hiç söz dinlemeyecektir.

Hayat içinde meditasyon halinde olmak istiyorsanız, üçünü de yaşamınızda bir bütün olarak kullanmanız gerekir. Kilo vermeyi istemek, bir tür meditasyon halidir. Hayatınızı değiştirmeyi istemek bir meditasyon halidir. Düşünce yapınızı değiştirmeyi istemek bir meditasyon halidir. Tüm bunları bir bütün halinde yapmanız gerekir.

Zayıflama demek; düşüncemin, yeme biçimimin, davranışlarımın, yaşam biçimimin vs.. değişmesi demektir. Hayatınız ile ilgili bu kadar köklü bir değişimi nasıl yapacaksınız? Tek bir cevabı vardır, farkındalıkla.

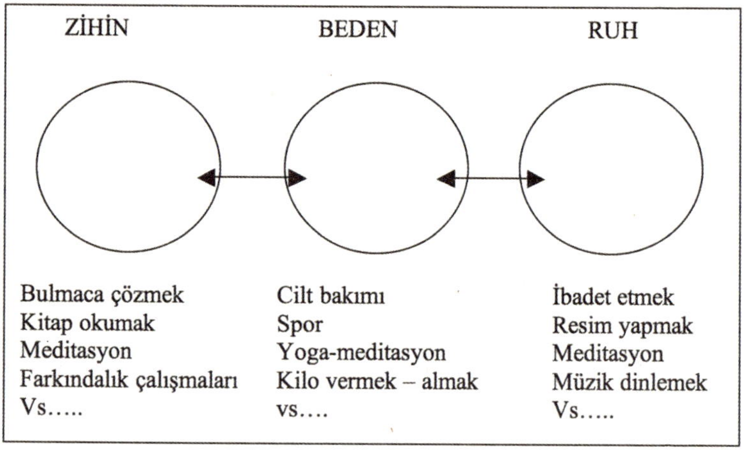

Zihin, beden ve ruh bir bütündür. Birbirinden ayrılamaz ve ayrı düşünülemez. Biz hepsiyle birlikte var oluruz; ama yaptığımız çalışmalar birbirinden kopuksa başarı şansı düşüktür. İçinde zihnin ve ruhun olmadığı tüm kilo verme ya da alma çalışmaları başarısız olacaktır. Dirençle karşılaşılacaktır. Ruhunuzla ve zihninizle tam bir bütün olduğunuzda, istediğiniz bedensel dönüşüm kendiliğinden oluşacaktır. Her gün ağlayarak yaptığınız diyetler ise sonuçsuz kalacaktır. Oflayarak püfleyerek yaptığınız tüm spor etkinlikleri sizi sağlıklı bir bedene yaklaştırmayacaktır. Hatta içinde eziyetin çok olduğu bir çalışma yarardan çok zarar bile getirebilir.

Bedeninize işkence yaparak zayıflayamazsınız. İşin içinde ruhunuz, zihniniz ve bedeniniz de olmalıdır. Bunlardan biri eksikse bir süre sonra başa dönmek kaçınılmaz olur. Fakat, bir bütün halinde değiştiyseniz o zaman değişiminiz, kalıcı bir başarıdır. Gerçekten kilo vermek ve yenilenmek istiyorsanız, bu üçünü bir arada kullanmanız gerekir.

Kilo verirken zihninizi unutmayacağınız gibi ruhunuzu da unutmamanız gerekir. Ruhun olmadığı bir ortamda yaptıklarınız, anlamsız, boş ve durağan kalacaktır. Sıradan metotlarla kilo vermeye çalışıyorsanız, ölüyorsunuz demektir. Ben buna minik ölüm derim. Nedeni de şudur: Öldüğünüzde bedeniniz oradadır ama ruhunuz çoktan gitmiştir. Bu tür yöntemlerle kilo vermede de beden oradadır ama ruh yoktur.

Bir hafta aç kalırsınız; ama mutsuzsanız ve her şeyden nefret ediyorsanız ruhunuz yoktur. Neden kilo vermeye çalıştığınızı unutmuşsunuz demektir. Neden sağlıklı şeyler yemekle ilgilendiğinizi hatırlamazsınız bile. İşte böyle geçirdiğiniz bir haftanın sonunda, deliler gibi yemeklere saldırırsınız. Ardından harika bir şeyler yapmış (ve sanki ödüle değer bir hafta geçirmiş) gibi yemèklerle ödüllendirirsiniz kendinizi.

Neyi niçin yaptığınızı unutmadan, ruhunuzu da yanınıza almak zorundasınız. Az bile yiyor olsanız bunu büyük bir kutlamaya dönüştürmelisiniz. Bedeninizde dolaşan her hücre ve doğadan kopardığınız her besin tanrının nefesi gibidir. Siz tanrının tüm güzelliğini içinize çekiyorsunuzdur. Bundan daha güzel bir kutlama olabilir mi?

Hiçbir şeyi, diğer şeylerden bağımsız düşünmemelisiniz. Büyük bir değişim istiyorsanız, büyük bir bütünlük içinde olmalısınız. Değişimin ne denli göz kamaştırmasını istiyorsanız, zihniniz, ruhunuz ve bedeniniz de o denli işin içinde olmalıdır.

Eğer belinizde bir lastik varsa ve bu lastik bir yerlere bağlıysa işiniz çok zordur. Koşmak istersiniz ama hiçbir yere ayrılamazsınız. Özgürlüğünüz yoktur. Uzaklaştığınızı düşünürsünüz, belli bir miktar oradan uzaklaşır ama sonra hızla geriye çekilirsiniz. Eminim ki, hayatınızda eminim böyle zamanlar fazlaca olmuştur. Hızlı bir değişim süreci içinde olduğunuzu düşündüğünüz bir anda kendinizi en başta hissedersiniz. Yapmanız gereken tek şey, belinizdeki lastiği çıkararak koşmaktır. Ya da bazen ayağınızda prangalar vardır. Koşar koşarsınız ama sonra bir bakarsınız ki fazla yol katetmemişsiniz. Eğer prangalardan kurtulamıyorsanız o zaman onları da kucağınıza alacak ve öyle koşacaksınız.

Sadece fiziğinizi değiştirmeye kalktığınızda, tıpkı belinize bağlı bir lastik varmış gibi geriye çekilirsiniz. İşin içinde zihniniz ve ruhunuz yoksa, o zaman kilo verme dahil, bırakmak istediğiniz bütün alışkanlıklar sizinle birlikte gelecektir. Sadece koşmak ya da diyet yapmak, sadece zihinsel teknikler uygulamak ya da bir köşeye oturup sadece meditasyon yapmak size istediğiniz fiziksel değişimi getirmeyecektir.

Bu Maçı Kim Kazanır?

Bilinçaltındaki Hamamböcekleri

Bu maçı kim kazanır? Bir tarafta yıllardır kararlarınızı ve mantığınızı etkileyen bilinciniz, diğer tarafta hayatınızın arşivinin olduğu genel merkez, bilinçaltınız. Sizce bugüne kadar verdiğiniz kararların bir çoğunu mantığınıza göre mi verdiniz?

En mantıklı insan bile yaşadığı toplumdan, çocukken ona öğretilenlerden, geçmişinden sıyrılamaz. Karar daha baştan bellidir. Kararı bilinçaltınız verir, ince ayarlar için bilince gereksinim duyarsınız. Böylece, sanki tüm kontrol sizdeymiş hissi uyanır.

Bugüne kadar kilo konusunda da bir çok gelgitin ana sebebi bilinç ve bilinçaltı olmuştur. Ne yapmamanız gerektiğini çok iyi bildiğiniz halde, çoğu zaman yapmamanız gerekenleri yapar, hatta bilincinizi uygun bahaneler bulması için kullanırsınız. Bilincinizi, genellikle bilinçaltının yaramazlıklarını kapatmak için ön ayak edersiniz.

Bir düşünün; küçük bir böcek bize hiçbir şey yapamaz. İstersek onu öldürebiliriz. Hatta onun bizi öldürmesi çoğu zaman mümkün değildir (kuvvetli bir zehiri yoksa); ama kaçımız bir hamamböceğini eline alır, çıtır diye onu elimizde öldürürüz? Çoğumuz terlikle bile öldürmekten çekiniriz. Kaçarız ve korkarız. Gördüğümüzde çığlık atar on metre uzağa koşmaya başlarız. Hani nerede bizim bilinçli aklımız? Hani nerede mantığımızla verdiğimiz kararlar?

Uzakdoğu'da hamamböceklerinin insanların sofralarını süslediği bölgeler bile vardır. Hamamböceği ile karnını doyuran biri hamam böceği gördüğünde korkar mı, yoksa lezzetli bir akşam yemeği için peşinden mi gider? Sanırım ben korkanlardanım, çünkü bu satırları yazarken bile zorlanıyorum.

Hindistan'a baktığınızda çocuklar farelerle birlikte büyür. Bazı bölgelerde farelerle birlikte aynı kaptan süt içerler. Çocuklar farelerden korkmaz onlarla oynarlar. Tıpkı bizim köpeklerle oynadığımız gibi onlar da farelerle oynar; çünkü onlara bu bilgi yüklenmiştir. Korku yoktur. Gerçek onlar için budur. Bilinçaltlarında farelerden korkmak yoktur.

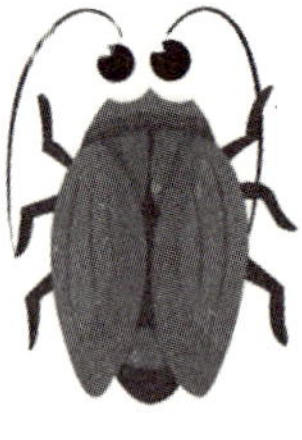

Kilo vermeniz gerektiğini bilinciniz biliyor ama bilinçaltınız size inanmıyorsa kimin kazanacağı şimdiden bellidir. Mantığınızı değil bilinçaltınızı inandırmanız gerekir.

Birçoğunuz zayıflama sürecinde kurabiye yememesi gerektiğini bilir? Peki sorarım size kaç kere bilincinizi kaç kere bilinçaltınızı dinlediniz. Evet ne bildiğimizin bir önemi yok. O an şiddetli bir arzuyla onu yemek istiyorsanız, zihniniz size istediğiniz en güzel bahaneyi yaratacak ve sonunda onu yiyeceksiniz. Bunu hepimiz biliyoruz. Bizler kendimiz dahil herkesi kandırabiliriz. Her şey bütünlük içindedir. Her şey yerli yerinde gider. Yemek isteriz ve yeriz. Önümüze çıkan tüm engeller için bir bahanemiz ve cevabımız vardır. Yemek istediğimiz zaman kimsenin karşı koyamayacağı nedenler yaratabiliriz.

Spor salonuna gitme zamanı geldiğinde kendimizi kandıracak yüzlerce sebep bulabiliriz. Eğer gerçekten gitmek istemiyorsak büyük ihtimalle içimiz kazanır ve spor salonuna gitmeyiz. Kendinize karşı dürüst olun. İstemediğiniz bir şey varsa bilincinize uygun bir kılıf yarattırırsınız.

Öncelikle şu gerçeği kabul etmelisiniz: Kararlarınızın ve yaptıklarınızın büyük bir bölümünü bilinçaltınız kontrol eder. Yedikleriniz, içtikleriniz, yaptıklarınız içsel olarak doğru olduğunu düşündüğünüz bir mekanizma tarafından onaylanır. Bu yüzden bilinçaltından gelen mesajların büyük bir önemi vardır. Bir taraftan kilo vermeye çalışırken bir taraftan da kilo almanız gerektiğine dair mesajlar varsa bu durum direnç oluşturacaktır. Bu mesajları bilinçli gerçekleştirmediğinizi biliyorum; ama derinde ne düşündüğünüz sizin neye inandığınızı gösterir. Bildikleriniz değil, inandıklarınız gerçekleşir.

Bu bölümü yazmamdaki ana sebep, sürekli niye başaramadım sorusunu artık bırakmanızı istememdendir. Fark etmenizi istediğim gerçek nokta, kafanızın içidir. Belki de hiç bilinçaltınızla bir bütün halinde kilo vermeye çalışmadınız? Hep bilinciniz konuştu, siz uygulamaya çalıştınız ve başarısız oldunuz; sonunda bilinçaltı neye inanıyorsa o oldu.

Şimdi, bugüne kadar zayıflama konusunda neler yaptığınızı unutun. Başarısız olduğunuz kilo verme denemelerini de rafa kaldırın. Bildiklerinizi uygulamadıktan sonra bilmenin bir önemi olmadığının farkına varın. İçsel bütünlüğü yarattıktan sonra istediğiniz yöntemi uygulayın. Şimdi bildiklerinizin tümünü bir yana bırakın ve zihninizi boşaltın. Bardağınızı ne kadar boşaltabilirseniz, o kadar temiz su ile doldurabilirim.

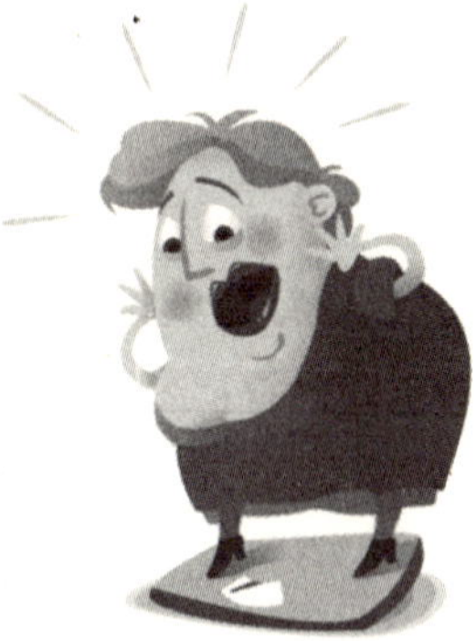

Tartının Kilo Aldıran Cazibesi

Ne! Tartı kilo mu aldırır? Delirmiş olmalısınız, ben her gün defalarca tartılıyorum, tartı kilo aldırıyorsa yanmışım, dediğinizi duyar gibiyim.

Gün içinde defalarca tartıldığınıza eminim. Yemekten önce ayrı yemekten sona ayrı, giyinik ayrı çıplak ayrı, kaç kilo geldiğinizi ezbere bildiğinizi tahmin edebiliyorum. Saatler içinde değişmeyi umut ettiğiniz için mi bu telaş, yoksa tartı sadece bir saplantı mı?

Kilo problemi yaşıyorsanız bundan sonra tartı kesinlikle yasak. Tartının kilo vermeyi zorlaştırdığı hatta kilo aldırdığı gerçeğini sizlerle paylaşacağım. Üzgünüm ama tartıya çıkmak ve verdiğiniz kiloları öğrenmek, kilo vermeyi daha çok zorlaştırıyor.

Birçok öğrencim bana, "Yasemin hanım bizi, motivasyonumuz bozulmasın diye tartıya çıkartmıyorsunuz değil mi?" diye sorar. Cevabım her zaman aynıdır: HAYIR! Kesinlikle bununla hiçbir alakası yok derim.

Kilo verdiğinizi bildiğinizde motivasyonunuz bozulmaz değil mi? Hatta üstüne mutlu olursunuz ve motivasyonunuz daha çok artar. Ama ben, bu dönem için bile aynı şeyi söylüyorum: Kilo verdiğinizi bilseniz dahi tartıya çıkmayın, hatta ve hatta, özellikle bu dönemde tartıya çıkmayın.

Belki bana şunu söyleyebilirsiniz: Ama ben tartıya çıktığımda ve kilo verdiğimi gördüğümde çok mutlu oluyorum ve moralim yerine geliyor. Kendimi çok daha iyi hissediyorum. Bütün motivasyonum artıyor. Ya da kilo aldığımı fark ettiğimde kendimi daha iyi kontrol edebiliyorum. Tartının nasıl negatif bir etkisi olabilir ki?

Tartıya çıktığınızda moralinizi bozduğunuzu ve bu yüzden tartıya çıkmanın negatif bir durum olduğunu anlatacağımı düşünüyorsanız ***yanılıyorsunuz*** demektir. Ben sizin moralinizin bozulmasıyla ilgili bir durumdan bahsetmeyeceğim. Hatta kilo verme sırasında (moralinizin en yüksek olduğu dönemde) tartıya çıkmanın olumsuz ve hatalı tarafından bahsedeceğim. Nasıl mı?

Şöyle ki; kaç kilo verebileceğinizi çok iyi bilirsiniz. Ama kaç kilo veremeyeceğinizi de çok iyi bilirsiniz. Hangi kiloda kilo vermenin duracağı ve kilo vermenin zorlaşacağı baştan bellidir.

Tartıya çıkmanın tehlikesi işte tam da bu noktada başlıyor. Yani kilo vermeye başladığınız zaman tartıya çıkmak en büyük hatalardan biridir. Esasında tartının bir suçu yoktur. O sadece zihninizle bedeniniz arasında bir aracıdır. Sizin bedeninize olan inancınız hakkında beyninize gerekli sinyalleri gönderir.

Herkesin, kilosuyla ilgili bir fikri vardır ve herkes, kaç kilo verebileceğini kafasında belirler. Hatta herkes, tam olarak, kaç kiloya geldiğinde tıkanmalar yaşayacağını da kestirir. Yaşlı ya da çocuk, kilolu ya da zayıf herkesin kendi kilosuyla ilgili bir bilgisi ve inancı vardır.

Kilo problemi yaşayan ya da kilo vermek isteyen biri, sıklıkla şu cümleleri kurar:

"Ben 10 kilo veririm ve daha sonra kilo vermem durur."

"Ben 5 kiloyu çok rahat veririm sonra kilo vermem yavaşlar. 7 kilo verdiğimde de kilo vermem durur."

"Ben daha 70 kilonun altına hiç inmedim. Allahım, 70'e kadar geliyorum sonra bir anda kilo vermem duruyor. Ne yapsam, 70'in altına inemiyorum. 70 kilonun altına inmem mümkün değil..."

Buna benzer birçok cümle kurduğunuza eminim. Bu cümleleri çok masum kurduğunuzu düşünüyorsanız yanılıyorsunuz.

Bunu söylemekteki en büyük nedenim, bilinçaltınızın inançlarınız doğrultusunda hareket edeceğidir (bir önceki konuda, bilinçaltını cahil bir çocuğa benzetmiştik). Eğer 70 kilonun altına inemeyeceğinize inanıyorsanız, o zaman bu gerçekleşecektir. 70 kilonun altına inemezsiniz ve zihniniz, bu inancı gerçekleştirmek için elinden geleni yapar. Tartıda her seferinde yeni kilonuzu öğrenmek, sizi olumsuz inancınıza bir adım daha yaklaştırır. Eğer bu inanç kötüyse o zaman sizin için sonuçları da kötü olacaktır.

Bir örnekle konuyu netleştirelim. Diyelim ki 75 kilosunuz ve 70 kilonun altına hiç inemediniz. Azim ettiniz ineceğim dediniz. Ardından zayıflama çalışmalarına başladınız. Evet ne mutlu size her gün biraz daha zayıflıyor ve kilo veriyorsunuz. Bir bakıyorsunuz ki 74 kilo olmuşsunuz. "Vay! Ne kadar güzel; harika gidiyorum." Sonra tekrar çıktınız ve 73... Ve sonraki günlerde 72 ... "Vay! Ne mükemmel gidiyorum. Umarım 70'te kilo vermem durmaz." Her gün tartıya çıkarsınız ve mutlu olduğunuzu düşünürsünüz. Her gün moraliniz yerine gelir ve motivasyonunuz artar.

Ama beyninizde işler böyle yürümez. Bilinçaltınız ona verdiğiniz emirler doğrultusunda çalışacaktır. Bilir ki siz 70 kiloya geldiğinizde kilo verme sürecini durduracaktır; çünkü bu komut sizin komutunuzdur. "Ben hayatta 70 kilonun altına inemem!" Hatırladınız mı? Bu sizin komutunuz. Aslında bu komut, 70 kilo olduğunda kilo vermeyi durdur demektir. Bunu bilir ve buna inanırsınız; ya da en azından bilinçaltınız böyle düşünür. Bu sayede siz her gün mutlu olurken o da mutlu olur: "72 kilo... Ne kadar güzel! Kilo vermeyi durdurmama 2 kilo kaldı," der. "71 kilo... kilo vermeyi durdurmama 1 kilo kaldı." Vee beklenen an, tartıda 70 kilo olduğunuzu görürsünüz. Siz ve bilinçaltınız bunu gördüğünde emir devreye girer. "Şu an 70 kilo oldun ve kilo vermeyi durdur." Ardından durdurma süreci başlar. Zihin için çok zor bir şey değildir bu.

(Bilinçaltına verilen komutlar aracılığıyla, insanın kendini öldürebileceğini bile gördük.) Bilinçaltımız, neyin doğru neyin yanlış olduğu ile ilgilenmez. Onun ilgilendiği tek bir gerçek vardır o da sizin neye inandığınızdır.

Sistem mükemmel işler. Hiçbir eksik ve yanlış yoktur. Bilinçaltınız, gerçekten en iyisini yaparak kilo verme sürecini durdurur. Hatta isterse sizin iştahınızı kontrol eder ve kilo almanıza bile neden olabilir. Yeter ki komut devreye girsin.

Yani anlayacağınız siz her gün tartıya çıkmakla, hele hele kilo verme sürecinde kaç kilo verdiğinizi görmekle kendinize iyilik değil kötülük yaparsınız. Keşke tartıya çıkmasaydınız da kaç kilo verdiğinizi görmeseydiniz. O zaman en azından bilinçaltınızı bir parça da olsa kandırabilirdiniz.

Tartıya belirli bir süre çıkmadığınızda kaç kilo verdiğinizi bilmezsiniz. Ortalama olarak tahmin edersiniz ama tam rakam hakkında bir fikriniz yoktur. İşte bu noktada 70'in altına inerseniz bu inancınız da kırılır. Yani bir nevi bilinçaltını kandıracaksınız. Zayıflama süreci içinde ona kaç kilo olduğunu göstermeyeceksiniz. Bunu kıyafetlerimizden anlayacaksınız. Aynadaki görüntünüzden fark edecek ama kesinlikle tartıya çıkmayacaksınız. Evet ne kadar bir süre çıkamayacağız dediğinizi duyar gibiyim. Zayıflama çalışmalarına başladıktan sonra ortalama 2 ay kadar bir süre tartıya çıkmazsanız (ya da 45 gün), bu sizin için ideal olacaktır. Ya da şöyle söyleyim, direnç noktasına 5-7 kilo kadar yaklaştıysanız artık tartıya çıkmayı kesinlikle bırakın. Eğer 2-3 kilo takıntısı olanlar varsa onların en az 45 gün hiç tartıya çıkmamaları gerekir. Direnç noktasını geçtiğinizi düşündüğünüz zaman tartıya çıkabilirsiniz. Çıktıktan ve kilonuzu öğrendikten sonraki süreçte yine bir 45 gün ya da 2 ay tartıya çıkmayın. Hatta evinizdeki tartıyı atın derim size.

Şunu diyebilirsiniz: İyi de ben diyetisyene gidiyorum. Orada diyetisyenim kilomu söylüyor. Ya da doktora gidiyorum onlar bana kilomu söylüyor. Evet onlardan rica edebilirsiniz. Onlar sizi tartsın ama kilonuzu bu süreçte size söylemesinler. Kilonuzu öğrenmek zorunda değilsiniz. Uzman kişinin bunu bilmesi ve gerekeni ona göre yapmaya devam etmesi yeterli olacaktır. Sizin göreviniz, verilen çalışmaları en doğru ve iyi şekilde yapmaktır. Defterinize ya da sizinle ilgili bilgi dosyasına durumunuzu işlesinler; ama siz kaç kilo olduğunuzu bilmeyin.

Bir düşünün, belki de bugüne kadar değişmeye her yaklaştığınızda bu dirençle karşılaştınız. Düşmanınızın, sizin yandaşınız gibi göründüğünü nereden bilebilirdiniz ki? En yakın dostunuz sandığınız tartı aslında sizin düşmanınız. Evet bence ona veda etme zamanı...

Öğrencilerimden biri 70 yaş üzerindeydi. Bana geldiğinde kilo veremeyeceğini çok iyi biliyordu ve tek isteği 3 kilo verip dizlerindeki ağrıyı azaltmaktı; ama bunun bile imkansız olduğunu düşünüyordu. Tartıyı zor bela kaldırdık. Diğer herkes gibi o da çalışmaları yapmaya başladı. 3 kilo versem harika olur ama o bile imkansız diyordu. Her hafta gelip bana bunu söylüyordu: "Kızım bizim yaşımıza geldiğinde kilo vermek çok zordur; hatta imkansızdır. 3 kilonun bile önemi çoktur. Böyle inanmayla filan bu işler olsaydı..."

Ve 45 günün sonunda ofisimdeki tartıda tartıldı. 6 kilo vermişti. Ben yüzünde harika bir gülümseme olacağını düşünürken yüzüme baktı ve şöyle söyledi:

"Sizin bu tartı bozuk!"

6 kilo verdiğine inanmamıştı. Verebileceğini bile hiç hayal etmemişti. Sonra 3 farklı eczande tartıldıktan sonra gelip hâlâ bu işte bir hata olduğunu söylüyordu. Eczanelere de inanmamıştı; eve gidip evindeki tartıda tartılacaktı.

Ve bir hafta sonra geri geldi.

"Hâlâ inanmış değilim ama 6 kilo vermişim!"

Evet bazen sadece zihnimiz bizi dinler ve sırf bu yüzden mutsuz oluruz. Sanırım en büyük düşman içimizde.

Dış dünya, zihnimizdeki inançlar arasında bir köprü vazifesi görür.

Unutmayın, tartı kendi hakkımızda düşündüğümüz gerçekliğe açılan bir kapıdır.

Dolaptaki Hayalet

Eski Kıyafetler Kilo Aldırır...

Hepimiz biliriz, zayıflamak marifet değildir; çünkü birçoğunuz istediğiniz kiloya bir şekilde gelmişsinizdir. Kendinize oğlumun sünnetine kadar zayıflamalıyım, kızımın düğününe kadar şu kıyafetin içine girmeliyim, arkadaşımın davetinde şu kiloda olmalıyım gibi bir sürü hedef koymuşsunuzdur. Gelip geçici ama gerçekleşen hedeflerdir bunlar...

Birçoğunuzun bundan çok daha ciddi hedefleri olduğuna eminim. Belki de verilen nice 20 kilolar, nice 10 kilolar vardır. Ama ne olduğu anlaşılmaz bir şekilde o kadar çaba bir anda siliniverir. Hiç beklemediğiniz bir anda, kendinizi eski kilonuzda buluverirsiniz.

Acaba, bilinçaltınıza acaba komutlar veriyorsunuz ya da farkında olmadan nasıl hedefler koyuyorsunuz da, verilen kilolar fark edilmeden geri alınıyor. Bunu hiç düşündünüz mü? Müziğin içindeki bütünlük gibi, alınan kilolar da bir o kadar ahenk içinde, fark edilmeden bedeninize sızıverir.

Kilo verirken, çekilen o kadar zorluk olmasına rağmen, alınan kilolar bir o kadar emeksiz, kolay ve hızlı oluyor. Kilo almanın bir sanat gibi, kendi dengesinde, bir anda oluverdiğini görürsünüz ve bu sizi çıldırtır. Şu kiloların kendiliğinden gitmediği ama kendiliğinden alındığı acı bir gerçektir. Kolaylıkla kilo alırken, kolaylıkla kilo veremeyiz.

Kilo verme sürecinde yaşadığımız zorlanmayı neden kilo alırken yaşamıyoruz? Sorunun cevabı çok basittir. Kilo *verirken* bilinçaltınızla bütün değilsinizdir ama kilo *alırken* bilinçaltınızda büyük bir bütünlük vardır. Kilo verirken bilinçaltınıza istemeden çelişkili mesajlar gönderirsiniz ama kilo alırken çelişki yoktur; çünkü o, sizsiniz.

Düşüncenizdeki yanlışların ne olduğunu bulmadan kendinizi değiştiremezsiniz.

İnançlarınız ve ruhunuz kilo almayı mı yoksa kilo vermeyi mi destekliyor? İçinizdeki ses yapamayacağınızı söylerken siz bir şeyleri değiştirmeye mi çalışıyorsunuz? Bu sorular, iç dünyanızda yarattığınız çelişkilerin cevaplarını gösterir.

Şimdi gelelim tüm bu çelişkilerin bize nasıl kilo aldırdığına. Bu çelişkilerden biri de dolapta masumca duran kıyafetlerdir. O masumca duran sinsi hayaletler... Kıyafetler oradadır ve şişman ruhları da...

Eski kıyafetler bize nasıl kilo aldırabilir ki? Onları yemiyoruz ya? Onlar masumca orada dolapta duruyor! Kilo almanın sadece yemeklerle ilgili bir durum olduğunu mu sanıyorsunuz? Bu, duyduğum en büyük yalan! Farklı boyutlarda ele alınması gereken kilo konusu, eşyalar ve inançlarla da ilgilidir.

Derinlerde yatan düşünce kalıbı, suyun altındaki buz dağı gibidir.

Kilo vermeye devam ettiğiniz bir süreçte olduğunuzu düşünelim, hatta azimle ve hırsla 10 kilo verdiğinizi kabul edelim. Peki hiç kendinize eski kıyafetlerinizi niçin hâlâ dolapta tuttuğunuzu sordunuz mu? Cevabı çok açıktır, daha sonra giyebilmek için! Peki bir insan, zayıfladıktan sonra bile eski kıyafetlerini niçin atmaz? Niçin onları daha sonra yeniden giyebileceğini düşünür? Ya da niçin bir başkasına veremez? Bir insan zayıfladığı halde giyemediği kıyafetleri, daha sonra giymeyi neden düşünür? Bütün bu soruların acı bir cevabı vardır; çünkü tekrar kilo alacaktır!

"Ya tekrar kilo alırsam, o zaman giyecek kıyafetim olmaz."

"Zaten sürekli kilo alıp veriyorum, şişmanlamamam için hiçbir sebep yok. O zaman bunlar dolapta dursun. Tekrar kilo aldığımda giyerim."

Esasında bilinçaltına verdiğiniz komut şöyledir: Yani ben nasıl olsa tekrar kilo alacağım o yüzden bu kıyafetleri saklamalıyım. Bir gün tekrar kilo aldığımda giyeceğim onları.

Eğer gerçekten tekrar kilo almayacağınıza emin olsaydınız onları tutar mıydınız? Evet bu soruyu şimdi kendinize sorun. Eğer gerçekten eski şişman halinize tekrar dönmeyeceğinizi bilseydiniz bu büyük beden kıyafetlerinizi tutar mıydınız? Cevap kesinlikle belli: Tutmazdınız! Belki bir tanesini hatıra olarak saklar ama diğerlerini verirdiniz. Niçin tutasınız ki? Siz televizyonunuzu değiştirdiğinizde eski kumandasını evde tutuyor musunuz? Hayır! E o zaman bedeninizi değiştirdiğinizde eski kıyafetleriniz niçin hâlâ gardrobunuzda duruyor? Bilinçaltınıza durmadan yeni komutlar verdiğinizin farkında mısınız? Nasıl olsa tekrar kilo alacağım o yüzden bunları saklıyorum. Kısaca zihninize şöyle dediniz bile: En kısa ve uygun olan zamanda tekrar kilo al! Ardından zorlanarak verdiğiniz tüm o kiloları sanki ipliği iğneye geçirircesine alıverirsiniz. Zihniniz gerekli komut sayesinde iştahınızı açabilir. Size fazla yemek yedirebilir. Tembelleştirebilir. Gerekli kimyasalları salgıladığında bütün bunlar ortaya çıkacak olağan durumlardır. Bir insan tüm yüreği ile eski haline dönmeyeceğini bilse hiçbir eskiyi saklamazdı.

O zaman yapılması gereken en doğru hareket kilo vermeye başladıkça size bol gelen kıyafetleri vermek ya da daraltmaktır. İlk 10 kiloya kadar daraltabilirsiniz. Ama 10 kilodan sonra artık kesinlikle atmanızı tavsiye ederim; çünkü siz bu kadar değişimi eski imajınızı devam ettirmek için geçirmediniz.

Bedeninize yaptığınız büyük bir işkence değil mi bu? Kilo alacağınızı bilirken, zorla kilo vermeye çalışarak sizi yaratan bu doğaya karşı geliyorsunuz. Ya düşüncenizi değiştirip, gerçekten tekrar kilo almayacakmış gibi hareket edin ya da kendinizi bu kadar zorlamayın.

İmaj hiçbir şey, sağlık her şey diyenlerdenseniz...

Sadece sağlık için kilo verdiğinizi düşünelim. Eski görünüşünüzü anımsatan kıyafetlerin içinde olmak size sağlıksızmış gibi gelecektir. Tıpkı sevmediğiniz bir müziği duyduğunuzda geçirdiğiniz mutsuz anları hatırlamak gibi. Sağlıksız zamanlarda giydiğiniz kıyafetleri giymeye devam etmek size sağlıksız zaman dilimlerini hatırlatacaktır. Yani ister imaj için ister sağlık için kilo vermek isteyin, değişim başladığı andan itibaren eskiyi atmanız gerekecek.

Şimdi size bol gelen ne varsa birilerine verin. Verin ki yenileri gelsin. Başkalarını mutlu edin ki sizi mutlu edecek şeyler hayatınıza girsin. Tutmayın ve bilinçaltınıza güvenin.

Tekrar kilo almaya başlasanız bile elinizin altında hemen giyecek bir şeyler olmasın. Zihniniz bilsin ki bu, doğal bir süreç değil. Eğer kilo alma süreci başladığında dolabınızdan kendinize uygun kıyafetleri hemen çıkartabiliyorsanız bu, doğal bir süreç olacaktır. Yadsınacak bir şey yoktur. Zihniniz de bunu yadsımaz. O yüzden kilo almaya başladığınızda kıyafet bulmakta zorlanın ki, bunun doğal bir süreç olmadığını anlayın. Bu, sizi durduracaktır. Bu size bir uyarı zili gibi gelecektir. Ne yapıyorum ben demeniz için bir duraksama yaratacaktır.

Evet hazırsanız eski kıyafetlerinize veda edin. Bilin ki onları dolapta tutmak size her zaman kilo aldıracaktır. Bilin ki eski giysilerinizi dolapta tutarak bugüne kadar kendinize iyilik değil kötülük yaptınız. Onlarla son kez konuşun; çünkü en zor günlerinizde yanınızdaydılar. Sonra bedeninizde kendinize açmak istediğiniz yer gibi, dolabınızda da o boşluğu yaratın. Emin olun ki büyük bir hafifleme hissedeceksiniz. İçsel bir huzur ve boşluk duygusu gelecek ve bilinçaltınız da rahatlayacak.

Bir taraftan bir şeyleri değiştirmek bir taraftan da yanlış komutlar vermek, sizi sadece yıpratmıştır.

Şimdi hafifleme zamanı…

Dolabınızda, bedeninizde vermek istediğiniz kilo kadar yer açma vakti gelmiştir...

Şimdi hafifleme zamanı…

Evet bazılarınızın acaba inmek istediğimiz kiloya dair yeni kıyafetler alsak bu doğru olur mu dediğini duyar gibiyim. Evet, şimdi kendinize şunu sorun: Gerçekten kilo vereceğinizi bilseydiniz inmek istediğiniz kiloya gelebilmek için tüm gayretinizle çabalayıp, istediğiniz noktada olacağınızı yüzde yüz bilseydiniz, istediğiniz kıyafeti almak için bekler miydiniz? Evet sorun bunu kendinize. Gerçekten inansaydınız bir an bile durmazdınız. Küçük beden kıyafeti alır görüş alanınızda bir yere koyardınız.

Küçük beden bir kıyafet alıp görüş alınınızda bir yere koyarsanız, bu sefer, bilinçaltına yeni bir mesaj gönderirsiniz. "Ben, %100 bu kiloları vereceğim. Bu yüzden bu kıyafeti aldım." Komut bellidir: En kısa zamanda zayıfla!

Aynı şey sağlık için de geçerlidir. Ne mucizelere şahit olmuşuzdur. Yürüyemezsin denilen hastalar yürümüş, bir yıl ömrü kaldı denilen insanlar yıllarca yaşamıştır. Bilim adamları hâlâ zihnin gizemli kısımlarını çözmüş değillerdir. İstediğiniz sağlığa kovuşsaydınız nasıl giyinirdiniz? Hayal edin. Ve gerçekten iyileşeceğinizi bilseydiniz o kıyafeti alır mıydınız? Sağlığınıza kavuşacağınıza dair hayatınızın filmini seyretseydiniz, plan yapmamak için bir sebebiniz olur muydu? Sizi kim tutabilirdi ki?

Gidip kendinize çeşit çeşit kıyafetler alın demiyorum. Tek bir kıyafet. Gerçekten sizi derinden coşturacak tek bir kıyafet alın. İçine giremeseniz bile, bir gün giyeceğinize inandığınız tek bir kıyafeti alın ve gözünüzün önünde bir yere koyun. Bir gün sağlıklı olduğunuzda görmek istediğiniz kendiniz nasıl giyinirdi? Tek bir kıyafet... ve bilinçaltınız bunu bilsin. "Nasıl olsa bu hedefimi bir gün gerçekleştireceğim ve bunu bu kıyafeti alarak kanıtlıyorum." Bu eylem, zihninize verdiğiniz mükemmel bir komuttur. Zamanını ve hızını bırakın bilinçaltınız belirlesin. Çok zorlanmanıza gerek yok. Bu, bir nevi duadır. Yapmak istedikleriniz için tanrıya yaptığınız bir duadır. Bunun için bazen sözcüklerden çok daha fazlası gerekir. İçten bir keşke ya da derin bir ah çekmek en derin duanızdır. Orada o kıyafete bakıp dua etmek ve sonra değişim için büyük düzene güvenmek en güzel akıştır. Kendinizi akışa bırakın...

Eğer içinde olmaktan kaçtığınız tüm kıyafetlerinizin verdiyseniz, dolabınızın bir kısmı boşalmıştır. Şimdi oturup zihninizde sağlıklı ve zayıf halinizi düşünme vakti gelmiştir. İçinizin kıpır kıpır olmasına neden olan kıyafeti bulun ve onu yeni bir köşeye asın. Eski boş alana asmayın. Bırakın boşalttığınız alan bir süre öyle boş kalsın. Yeni aldığınız kıyafeti de başka bir dolaba koyun. Yeni dolabınızaysa eski kıyafetlerinizden hiçbirini taşımayın.

Peki ya Zayıflama Ürünleri...?

Şimdi gelelim zayıflama ürünlerine... Evet, aynı şekilde kullandığınız ve boşu boşuna tuttuğunuz aksesuarlar ve yardımcı öğeler de size kilo aldırır. Siz hiç zayıf birinin evinde korse ya da karın düzleştiriciler ve buna benzer şeyler gördünüz mü? Tabii ki görmezsiniz çünkü ihtiyaç yoktur. Bizler zayıfladığımızda (kilo verdikten sonraki süreç) korselerimizi, düzleştiricilerimizi ya da zayıflama ürünlerini, ilaçları, mamaları tutmaya devam ederiz. Tekrar aynı soruyu sormanızı isteyeceğim. Eski halinize dönmeyeceğinizi bilseniz bunları tutar mıydınız? İhtiyacınız bile olmazdı. Ama bunları sürekli evinizde bulundurmakla bilinçaltına sürekli aynı komutu veriyorsunuz. Nasıl olsa bir gün tekrar kilo alacağım. Yani kilo almak benim doğal sürecim. Doğal yaşantım. Kilo alabilirim. Kilo al. Kilo al. Sürekli aynı komutu verip duruyorsunuz.

Bu durum tıpkı evinde yüzlerce ilaç bulunduran insanların durumuna benzer. "Ya hasta olursam, ya çocuklarım düşer de bir yerlerini zedelerse, ya acı çekersem. Şu ilaçlar dursun." Hepimiz şahit olmuşuzdur, bu kişilerin başına herkesten daha çok şey gelir. Daha fazla hasta olurlar, daha fazla yara bere alırlar ve bir yerleri sık sık ağrır. Bunlar bilinçaltına verilen komutlar gibidir: Hastalık benim doğal sürecimdir. Bu kadar ilacı ne diye tutarız ki evimizde? Genellikle kendime şöyle söylerim: Eğer bir yerim ağrırsa bu, dert edeceğim bir şey değildir. Ve sancılar genellikle 1-2 dakika sürer.

Diyet ürünleri, mamaları, korseler... bunlar anlamsız yere hayatınızı dolduruyor. Onlardan kurtulma zamanı. Bunları, eğer bir gün ihtiyacınız olursa o zaman alırsınız. Hatta zihniniz, bunun doğal bir süreç olmadığını bilsin. Bu tür ürünleri, yalnızca ihtiyacınız olduğunda kullanın ve ihtiyacınız bittiğinde hemen atın. Eczaneler sizin adınıza saklama işini yapacaktır; bırakın bu işi onlar yapsın.

Tabakların Gizemi

Aman Allahım, tabaklar da mı kilo aldırıyor...?

Algı, hayatımızdaki en büyük ilüzyonlardan biridir. Hatta çoğu zaman ilüzyonun kendisidir. Algılama farklılıklarımız, olaylar karşısındaki tepkimizi belirler. Boyutlar ve derinlik zihnimizde yeniden şekillenir. Yükseklik korkusu olan biri, 3 metrelik bir mesafeyi zihninde 7 metre gibi algılayabilir.

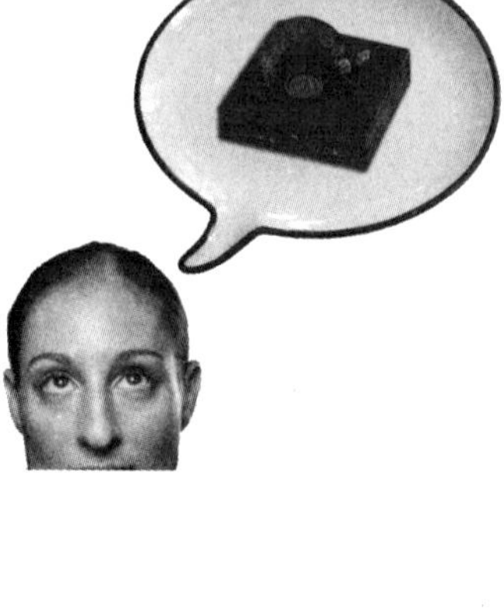

Zaman da tıpkı boyutlar gibi en büyük ilüzyonlardan biridir. Sevdiğiniz bir şeyi yaparken, zaman kısalabilir ya da hoşlanmadığınız bir durumun içindeyseniz zaman sizin için uzayabilir. Oysa zaman hep aynıdır. Aynı aralıkta ve ritimde devam eder. Fakat biz dünyayı zihnimizde algılarız. Bu yüzden dünya, küçülebilir ya da büyüyebilir.

Karnınız açsa önünüzdekiler size yetmeyecekmiş gibi gelir. Tıka basa toksanız, lokmalar ağzınızda büyür. Yemek tabakları da böyledir. Yemek tabakları gizemli bir dünya gibidir. Bu güne kadar hep yemek tabağının içiyle ilgilendiğinize eminim. Peki algımızı bu kadar etkileyen bir dünyada hiç yemek tabaklarının rolünü düşündünüz mü?

Derinlik, büyüklük ve algı... Bizler yediğimiz yemeğin lezzeti ve doyumuyla ilgileniriz ama şunu hep göz ardı ederiz: Doyum duygusu zihinle ilgilidir. Doyumu zihninizde hissetmediğiniz sürece yemek yemeğe devam etmek istersiniz. Peki henüz yedikleriniz kanınıza karışmadıysa, gerekli kimyasal tepkimeye girmediyse o zaman ne yapacaksınız? Yemeğe devam etmek en mantıklısı gibi görünür ama dikkatinizden kaçan bir nokta vardır: O sofraya karnınız için olduğu kadar zihniniz için de oturursunuz. Hatta bazen tok olduğunuz halde sırf zihninizi doyurmak için yemek yersiniz. Hepimiz, önce gözümüzün doymasını isteriz.

Yapılan araştırmalarda, ısıtıcıların önünde alev görüntüsünü andıran ışık oyunları varsa kişilerin çok daha çabuk ısındıkları tespit edilmiştir. Hatta bazen ısıtıcıdan çok, alev görüntüsünü andıran ışığın ısıttığı belirlenmiştir. Aynı şekilde, yemek tabaklarımız da, bizim zihnimizdeki algı merkezimizi etkileyen faktörlerden biridir. Miktarı ne olursa olsun, düz yemek tabaklarında yemek yemek sizi haz duygusuna daha fazla yaklaştıracaktır.

Aynı şekilde tabağın küçüklüğü, yemek sırasındaki doyumunuzu artıracaktır. Düz ve küçük tabaklar çok daha çabuk doymanıza neden olacaktır. Bir düşünün küçük bir odada 10 kişi duruyorsa orası size kalabalık gelir. Hatta dışarı çıkıp hava almak istersiniz. Nereden çıktı bu kadar insan diye düşünürsünüz; ama büyük bir anfide 10 kişi komik kalır. Kimse yokmuş duygusuna kapılırsınız. Sayı aynıdır ama o 10 kişi büyük bir yerin içinde yan yana dursalar bile kalabalık yaratmazlar.

Lütfen şimdi aşağıdaki resimlere bakın;

Sizce hangi çubuk daha uzun?

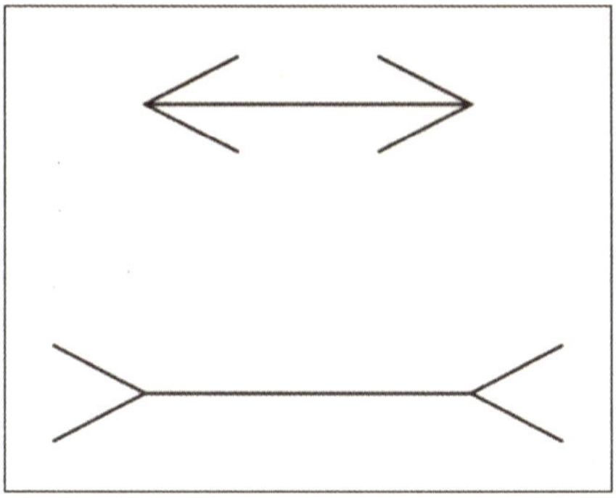

Sanki alttaki daha uzun gibi görünüyor değil mi? Ama ikisi de aynı boyda isterseniz cetvelle ölçebilirsiniz.

Peki burada ne görüyorsunuz? Sizce hangi resmin ortasındaki daire daha büyük?

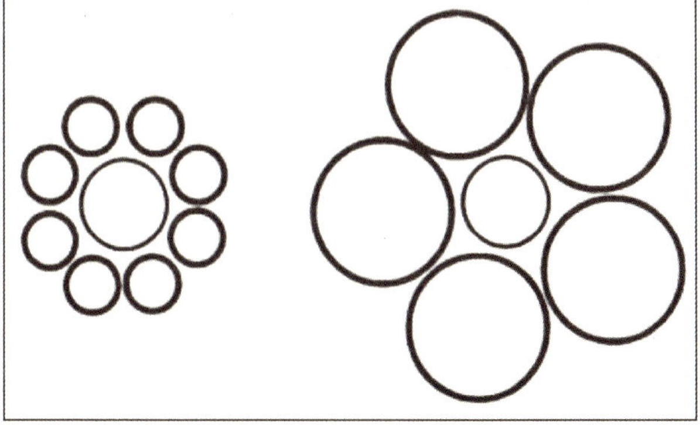

Evet sanki sol taraftaki resmin içindeki daire daha büyük görünüyor. Oysa iki resimde de ortadaki daireler aynı büyüklükte. İsterseniz çaplarını ölçebilirsiniz.

İşte tabakların gizemi de buradan gelmektedir. Yediğiniz miktarlar aynı olsa bile, küçük bir tabakta aynı yemek, çok daha fazla görünür. Ama aynı miktarı kocaman bir tabağın ortasına koyarsanız, yemek miktarı azmış gibi hisseder ve sürekli doymadığınızı düşünüp daha fazla yemek yeme ihtiyacı duyarsınız.

Bu yüzden yediklerinizi düz ve küçük tabaklarda yerseniz doygunluk hissi çok daha çabuk oluşacaktır. Her zaman büyük tabaklarda yemekten kaçının. Ne zaman ki yemekle ilgili bir sorununuz kalmadı, o zaman zevk için büyük bir tabağın içinde yemek yemenin tadını çıkartın (ama her zaman tabaklar düz olsun).

Zihninizin algı merkezi sizi daha çabuk doyuracaktır. Kalkıp 2 ya da 3 kere tabağınızı doldurduğunuzda sanki dolu dolu 2 tabak yemiş gibi hisseder zihniniz. Zaten sorun midenizin doymasından ziyade, kafanızın içindeki mideyi doyurmaktır.

Kendinize renkli, küçük, düz tabaklar alın. Sıvı gıdalarınızı da kaselerde yiyin. Doygunluk hissini önce zihninizde yaşayın. Yapabilirseniz, küçük tatlı kaşıkları ve tatlı çatalları ile tüketin yemeklerinizi. Bu, size daha büyük bir keyif verecektir. Başlangıçta zor gibi görünse de emin olun daha keyifli olacaktır.

Uzakdoğu ülkelerine bakın, yemek yerken kullandıkları araç gereçler hep küçüktür. Bu ülkelerde obezite problemi nerdeyse yok denecek kadar azdır. Batıya doğru gittikçe tabaklar ve çatallar büyür; aynı şekilde insanların "ebat"ları da. Dahası Batı'da insanlar doğuya göre hep daha açtır; çünkü zihinlerinde doymayı bir türlü başaramazlar.

İlüzyon neyi nasıl algıladığınızla ilgilidir. Şimdi mutfağa gidin ve sizi aç bırakan tüm tabakları bir tarafa kaldırın. Unutmayın; doyumu önce beyninizdeki midede gerçekleştirin.

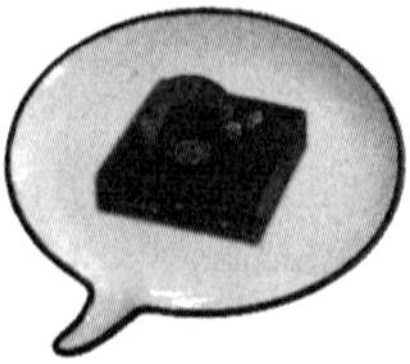

En Muazzam Korse: Tenimiz

İç Çamaşırları

İç çamaşırlarımız bazen seksiliği, bazen saflığı, bazen de özeli ifade eder. Bazılarımız en çok iç çamaşırlarına özen gösterirken, bazılarımızsa sadece sıcak tutsun diye öylesine kullanır.

Kimi toplumlarda en mahremdir, kimilerinde ise kim olduğunuzu gösterir. Peki iç çamaşırlarının sizin için anlamı nedir?

Sizce kilo problemi yaşan biri, hayalindeki iç çamaşırlarını giyebiliyor mu? Peki kaçınız iç çamaşırlarınız ile aynanın karşısında gerçekle yüzleşiyor? Korsesiz, hilesiz, dolansız...

İç çamaşırları kendimize verdiğimiz anlamın en net göstergesidir. Dış giyimimiz, saçımız, kokumuz, kilomuz ve her şeyimizle bizi ele veriyor. Dışarıdan bakarak bir insan hakkında bilgi sahibi olabiliriz.

Sosyal bir yaratık olduğumuz düşünülürse, dıştan verdiğimiz her mesaj saf olamıyor. Muhakkak içinde yaşadığımız toplumun etkileri görünüyor; ya da yaşadığımız topluma vermek istediğimiz mesajlar. Oysa iç çamaşırlarımız bizim benliğimize en yakın olan tarafımızdır. İç dünyamıza en yakın olan kısmımızdır. Hangi insan uykuya dalmadan önce üzerindekilere önem gösterir; ya da ne giydiğinin ne kadar önemi vardır? Kendimizi nasıl iyi hissediyorsak, mutlu oluyorsak öyle giyiniriz. Saf ve yalansız.

İç çamaşırları, bir anlamda düşüncelerimizin aynasıdır. Aynı zamanda düşüncelerimize gönderdiğimiz mesajlardır.

Şişmanlık problemi yaşan kişilerin çoğu, kilolarını kapatmak için bedenlerini saran iç çamaşırları kullanır. Bu bir gerçektir. Kaçınız karşınızdaki insanın orasından burasından fışkırmış yağları görmek ister ki? Bu, çok hoş bir durum değildir. Bu nedenle de, her yerinizi saran iç çamaşırları kendinizi iyi hissetmenizi sağlar. Ama akşam eve geldiğinizde tüm bu sıkıntılardan kurtulmak istercesine rahat iç çamaşırlarınızı giyiverirsiniz. Bütün gün daracık kıyafetlerin içinde nefessiz kalmışsınızdır.

Her alışverişe çıktığınızda sizi daha kusursuz gösterecek iç çamaşırlarına bakarsınız. Çoraplı korseler, karın düzleştiriciler, popo kaldırıcılar, göğüs dikleştiriciler, basen küçültücüler vs... bütün algınız buralardadır. Acaba ne giyersem şişmanlığımı daha az ortaya çıkartabilirim? Nasıl daha az göbekli görünürüm? Acaba nasıl bir beden daha küçük bir görüntüye sahip olabilirim? Sabah evden çıkmadan önce, alışverişte, giyinirken bunları düşünürsünüz.

Fakat bilinmeyen bir durum vardır: Algınız. Evet algınız sizin kim olduğunuzu ve kim olacağınızı belirler. Algınız sürekli göbeğinizdeki yağlardaysa o zaman sizi bekleyen gerçek, daha yağlı bir göbek olacaktır. Algınız sürekli kocaman popunuzdaysa sizi bekleyen gerçek daha büyük bir popo olacaktır. Anlık çözümler bulmak için, acı gerçekler yaratırsınız. Sıkı bir bedene sahip olmadığınız halde zihninizi böyleymiş gibi kandırırsınız.

Kendinizi mutlu hissedersiniz ama bu, geçici bir mutluluktur. Akşam eve geldiğinizde ve rahat ettiğiniz iç çamaşırlarınızın içine girdiğinizde gerçeklerle yüzleşirsiniz. Belki de çoğunuz aynada bu görüntüden kaçıyor. Aynalar en büyük düşmanlarınız oluyor.

Sorunlarınıza geçici çözümler sunmanın bir çok yolu olduğu bir gerçektir. Kendinize şunu sorun: Zihnimi böyle kandırmaya ve hedefimden uzaklaşmaya devam mı edeceğim yoksa bu gerçeği değiştirmek için bu durumla yüzleşecek miyim? Bırakın fırlasın yağlarınız. Bırakın kocaman bir göbeğiniz olduğunu tüm dünya görsün, bırakın birkaç hafta da olsa canınız acısın. Gerçek korseniz teniniz ve hayat boyu sizi sımsıkı saracak olan kocaman bir korseye sahipsiniz. Allah hepimize, istediğinde genişleyebilen istediğinde daralabilen kıyafetler vermiş. Bedenlerimiz o kadar mükemmel yaratılmış ki onları gerçekten istediğiniz şekle sokabildiğinizde çok mutlu olacaktır. Sıkı bir vücut canınızı acıtmak yerine sizi daha özgür hissettirecektir.

Algınız olmak istediğiniz fizikte ve iç çamaşırlarında olsun.

Olmak istediğiniz kişi nasıl bir iç çamaşırı giyerdi bunu düşünün. Alışverişte sizi mutlu eden iç çamaşırları alın. Şişmanlığınızı nasıl kapatacağınızı düşünerek alışveriş yapmayın. Zayıfladığınızda ne giyeceğinizi düşünerek dolaşın ve satın alın. Algınız şişmanlıkta değil zayıflıkta olsun. Gerçekten incelmek istiyorsanız, teninizi bir terziye götürün.

Unutmayın ki zayıflamakla daralmak çok farklı şeylerdir. Zayıflamakta çok zorlandığınızı düşünüyorsanız, işe daralmakla başlayın. Kiloda ağır, görünüşte zayıf olabilirsiniz. Ama bizim isteğimiz bu da değil. Kiloda hafif, görünüşte zinde bir bedene sahip olmak en idealidir. Ve emin olun, zayıflamak da, daralmak da basit, rahat ve zevklidir; yeter ki doğru düşünce, istekli bir beden ve bütünlüğünü koruyan bir ruh olsun.

En muazzam korse bedeninizdir; bunu asla unutmayın!

Lezzetli Yalanlar, Acı Gerçekler

Birçok insanın deli gibi kilo vermeye çalıştığını görürsünüz. Bu normal bir durumdur. Ama iki gün sonra aynı kişinin "Aman ben böyle mutluyum. Beni seven kilolarımla sevsin," demesi büyük bir çelişkidir. Kilo verme süreçleri içinde en çok karşılaştığımız durum da, bu tutarsızlıktır.

Gerçekten bu kiloları vermem gerekiyor mu? Bu kadar eziyet ne için? Böyle kalsam ne kaybederim ki? Evet bu sorular gereklidir ve cevabı size özeldir. Bir gün oldu da karar verdiniz ve böyle mutlu olduğunuza, bu dünyaya ıstırap çekmek için gelmediğinize, nasıl olsa bir gün hepimizin öleceğine ve bu kadar işkencenin bir anlamı olmadığına inandınız... Diyeti bozmanın ya da sporu bırakmanın bir mahsuru yok dediniz. Tamam buraya kadar bir sorun yok. Ama iki gün sonra fikrinizi değiştirdiğinizde ne olacak? O zaman kendinizi inandırdığınız onca düşünceyi nereye saklayacaksınız?

Kilo verme çabası içine girdiğinizde tüm bunlar, büyük bir çelişki yaratacaktır.

Siz hiç aynaya bakıp ne kadar güzel saçlarım var dedikten sonra onları kesmeyi denediniz mi? Ya da işte bu en sevdiğim kıyafetim dedikten sonra kıyafetinizi bir başkasına verdiniz mi? Siz hiç sevdiğiniz birini terk ettiniz mi? Ettiyseniz bunun ne kadar zor ve acılı olduğunu da bilirsiniz...

Bedeninizi sevdiğinizi söyleyip, sonra da onu değiştirmeye kalktığınızda içsel olarak acı hissetmeyeceğinizi mi zannediyorsunuz? Nasıl ki birinden ayrılmak size zor gelirse, onu bırakmak istemezseniz aynı şekilde beğendiğiniz fiziğinizi değiştirmek de bir o kadar zor olacaktır. Her iki örnekte de ortalama aynı mesajlar vardır. Biri sevdiğiniz kişi diğer ise yıllardır sizi taşıyan bedeniniz.

Madem sevdiğinizi söylüyorsunuz o zaman onu neden değiştiriyorsunuz? Bilinçaltınız, böyle bir durumda hem çelişki yaşayacak hem de direnç oluşturacaktır.

Eğer bir şeyi seviyorsanız onu bırakmaya çalışmanız bilinçaltınıza gönderdiğiniz en büyük çelişkilerden bir tanesi olacaktır. Bu konuda kendinize karşı dürüst olmalısınız. Çok sevdiğiniz bir şeyi kaybetme noktasında içiniz nasıl sızlarsa, kendinizi değiştirmek de sizi öyle üzebilir. Önce kendinize karşı dürüst olmalısınız; ama geçici bir dürüstlük değil.

Ben kendimi seviyor olabilirim... Bu güne kadar harika başarılar elde etmiş olabilirim... İstediklerimi gerçekleştirmiş sevilen bir kişi olabilirim... Ama kilolarımla mutlu değilsem bunu net bir şekilde kendime itiraf etmeliyim. "Ben kendimi seviyorum ama kilo problemim var ve bu dünyayı daha güzel yaşamak için bunlardan kurtulmam lazım. Bu gerçeğin farkındayım." Bu itiraf sizin değişmeyen, ana hazineniz olmalı. Bu itiraf, zorlansanız dahi, kabul ettiğiniz gerçek olmalı.

Eğer gerçekleri anlık mutluklarla değiştirmeyi seçerseniz, ileride mutsuz olursunuz. Bu görünüşünüzden memnunsanız o zaman onu değiştirmek için niçin çabalıyorsunuz? Bırakın öyle kalsın. Madem mutlusunuz bırakın ellemeyin.

Eğer memnun değilseniz bir parça çikolata yemek için, tembellik yapmak için ya da kaytarmak için bahanelerin arkasına saklanmayın. Ben kilomdan, kendi halimden memnunum demeyin. Evet benim irade problemim var ve bu yüzden yiyeceğim deyin kendinize. Ben kendi içinde ara ara tembellikler yaşayan biriyim ve bu yüzden spor salonuna gitmek istemiyorum deyin ama ben kilolarımla mutluyum yalanının arkasına saklanmayın. Evet ben depresyonda olmaktan bazen mutluluk duyuyorum ya da kendime acımak bazen kendimi iyi hissetmemi sağlıyor ve bu yüzden böyle davranıyorum deyin. Yemek yemek için iradesizliğinizi kabul edin, depresyonunuzu, tembelliğinizi...

Kabul etmek bir gün değiştirmek demektir. Ama kabul etmek yerine anlık bir bahane bulup aman ben halimden memnunum derseniz, sürekli aynı gerçekle yüzleşmek zorunda kalacaksınız.

Söylemeniz gereken şudur; bir gerçek var ki bu durumdan hiçbir zaman mutlu değilim. Farkındalığım bu durumu değiştirmek için harekete geçecek ve doğru zamanda kendiliğinden sevmediğim özelliklerim ve fiziksel görünüşüm değişmeye başlayacak. En azından başlamasını umut ediyorum demek ve buna inanmak içinizde bütünlük yaratacaktır.

Bir şeyleri başaramadığınızda yapacağınız en büyük hata, zaten ben kilomdan memnunum bahanesini kullanmaktır. İradesiz olduğunuz zamanlarda bile şişmanlık probleminiz olduğunu kabul edin ve bu durumla yüzleşme cesaretini gösterin. Böylelikle zihniniz, değişiminiz için devreye girecektir. Yoksa bir taraftan severken bir taraftan sevdiğiniz şeyi değiştirmek mümkün olmayacaktır.

Şimdi durun ve kendinize şunu sorun: (Vereceğiniz cevabı, güçsüz olduğunuz zamanlarda bile değiştirmeyi denemeyecek ve gerçeği kabul edeceksiniz.) Ben gerçekten içinde bulunduğum fiziksel görünüşümden memnun muyum? Şu an elimde bir sihirli değnek olsaydı bedenimi değiştirmek ister miydim? Sorular karşısında sadece sakin bir şekilde düşünün. Cevap sizi tatmin etsin ve bu gerçeği her zaman kabul edin. Bu gerçeğin arkasına saklanarak kaçamaklar yaratmayın. İradesizim demek bile daha büyük bir erdemdir; unutmayın. Çünkü bir gün iradesizliğinizi değiştireceğiniz gün de gelecektir. Yoksa hep kendinizi sevmek ve onu değiştirmek arasında gidip gelirsiniz.

Evet toparlayalım, öncelikle rahat bir yere geçip cevapları aldıktan sonra bunun farkına varma zamanı. Gerçekçi olun!

İstediğimiz tutarlı bir şekilde yolda yürümenizi sağlamak. Yoksa bir adım ileriye, iki adım geriye giderek hiçbir yere varamazsınız. Yarım adım atın ama bu adımlarınız tutarlı bir şekilde hep aynı yöne doğru olsun; en azından büyük bir çoğunluğu.

Eğer içinizde bir bütünseniz, bu büyük çelişkileri ve dirençleri yaşamayacaksınız. Zaten her şey kendiliğinden oluyormuş gibi gelecektir size. Bu sayede kendinizi bir bütünün içinde buluvereceksiniz.

Amacınız, içeride tutarlı bir düzen yaratabilmek için öncelikle hatalarınızı kabul etmek ve ardından kendinize yeni doğrular yaratmak olmalıdır.

Gerçeklerle yüzleşme zamanı...

Tek Şişman, Beynimiz

Zayıflamış olabilirsiniz ama zihninizdeki imajınıza da kilo verdirdiniz mi?

Size biraz anoreksiyadan bahsedeceğim. Değineceğim konuyla yakın bir ilişkisi olduğunu düşünüyorum.

Beynin yarattığı ilüzyon, bazen anoreksiyayı (kişinin zayıf olduğu halde zayıflamaya devam etmesi) bazen de şişmanlığı getirir. Peki bu nasıl bir ilizüyondur da, insan kendisinin bir türlü farkına varamaz?

Anoreksiya; Yeme Bozuklukları başlığı altında incelenmektedir. Hastanın kendi isteği ile kilo vermesi ve bunu sürdürmesiyle ortaya çıkan, belirli bir bozukluktur.

Anoreksiya nevrozla, sıklıkla ergenlik ve genç erişkinlik döneminde başlayan, beden algısı bozukluğu ile ilişkili, kişinin fiziksel bütünlüğünü tehdit edecek şekilde yememesi ve kilo vermeye çalışılması ile karakterize edilen yeme bozukluğudur.

Anoreksiyada kişinin bedeni zayıftır ama zihnindeki görüntüsü hâlâ şişman kaldığı için zayıflamaya devam eder. Zayıfladığı halde, kendisini hâlâ şişman görmektedir. Öleceğini bilse bile, zayıflamaya devam eder. Zihninde hâlâ kendini kilolu gördüğü için, zayıf olduğunu söyleseler bile, yeterince zayıf olmadığını düşünür.

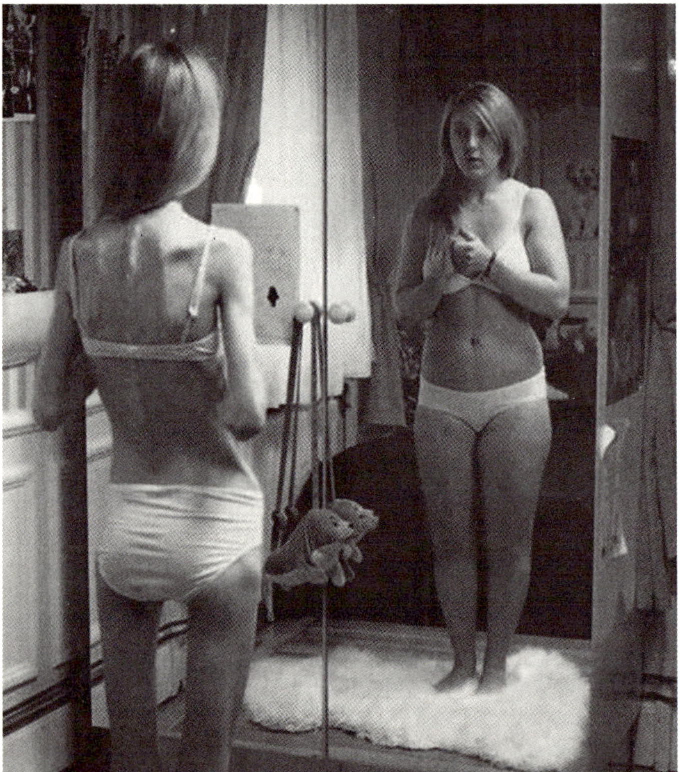

Yan sayfadaki resimde her şey çok açıktır. Kız ölümcül sonuçlar yaratacak kadar zayıf olduğu halde aynada hâlâ kendisini şişman görmektedir.

Ah keşke o oranlarda zayıflasam diyenleriniz bile olabilir. Emin olun ki bu, tahmin edebileceğinizden çok daha kötü bir durumdur. Bunu aklınızdan bile geçirmeyin...

Şişmanlık ile zayıflık, zihinsel olarak aynı strateji ve aynı zihinsel hatadır ama sonuçları farklıdır.

Şimdi; anoreksiya ile zayıflayamayan iki kişi arasındaki zihinsel benzerlikten bahsedelim.

Bir çoğunuzun hatırı sayılır kilolar verdiğine eminim. Çok isteyip de zayıfladığınız zamanlar olmuştur. Bedensel olarak zayıfladığınız o zamanlarda, zihninizdeki imajınızı da zayıflatmayı başardınız mı peki? Eğer başaramadıysanız, o kadar kiloyu vermek bir işe yaramayacaktır; çünkü, verdiğiniz kiloyu bedensel olarak vermiş olabilirsiniz ama zihninizde hâlâ şişmansanız. Bir süre sonra bilinçaltınız bu durumdan sıkılır. Yeterince çaba gösterdiğini ama hiçbir sonuç alamadığını düşünür. Hiçbir sonuç alamadığını düşünen bir zihin, belirli bir zaman sonra çabalamayı kesecektir. Hevesi kaçacaktır. Hevesi kaçan bir zihin sizin için gerekli olan kimyasalları da salgılamayı keser.

Bu durumda yaptıklarınızın boşa gittiğini hisseder ve bir anda başa dönersiniz. Verdiğiniz o kadar kilo boşa gider. Unutmayın önemli olan bu işi zihinsel farkındalıkla başarmaktır.

Liposakşın (yağ alma operasyonu) ameliyatı olan kişilerle, beden algısı üzerine yapılmış bilimsel araştırmalardan bahsetmek istiyorum.

Birçok yağ aldıran kişide görülen benzer durumlar vardır. Gözle görülür bir incelme olmasına rağmen kişilerin kendilerini hâlâ şişman hissettikleri bir gerçektir. Saatler içinde yağlarından kurtuldukları halde aynaya baktıklarında hâlâ kendilerini şişman görmeleri sonucunda bir türlü istedikleri kıyafetleri giyme cesaretini gösteremezler. Peki ama bu durumda o ameliyatın ve o kadar eziyetin nasıl bir anlamı olabilir?

Zayıflamama karşın, hâlâ kaygılarım, şüphelerim yüzünden istediğimi giyemeyeceksem, giysem bile yakışmadığını düşüneceksem, koştuğumda herkesin bana baktığını hissedeceksem ne anlamı var o kadar kilo vermenin? Ne anladım o kadar çabadan? Değişen hiç bir şey yoksa, bu kadar ıstırap ne için?

Sağlığım yerine gelsin diye kilo verdim ama ne doğada yürüyüşe gidiyor ne özgürce sokaklarda koşuyorum ne de yüzme havuzuna gidip o yumuşak suya kendimi bırakıyorum. O zaman ne anladım sağlık için verdiğim bu kilolardan? Sağlıksız bir hayat yaşamaya devam edeceksem ne anladım o kadar zorluktan?

Gidip havuzun başında mayomla suya bakıp, özgürlüğünü keşfetmiş bir kuş gibi heyecanlanmayacaksam, suya ilk girdiğim anda suyun serinliğini yüzümde hissetmeyeceksem, şişman kalmayı tercih ederim o zaman.

En azından bunları yapamadığım için bir bahanem, hayatı eleştirmek için sebeplerim olur.

Zihninizdeki algıyı değiştirmeniz için yapmanız gerekenler

Aşağıda belirteceğim maddeler, hâlâ kilo problemi yaşıyor olsanız bile yapmanız gereken şeylerdir. Unutmayın, beyninizdeki şişmanı zayıflatmadığınız sürece hiç bir şey değişmeyecektir.

- Öncelikle, sürekli siyah giyiyorsanız, siyah giymekten vazgeçin. Yakışmadığını düşünseniz bile diğer renkleri kullanmaya başlayın. Ta ki bu renkler, sizde bir rahatsızlık yaratmayıncaya kadar.
- Başkasında görüp çok beğendiğiniz bir şeyi, o stilde giyin. Giydiğinizde size yakışmadığını düşüneceksiniz ama yine de giymeye devam edin. Ta ki bu durum sizde bir rahatsızlık yaratmayıncaya kadar. (Başkasında beğendiğiniz bir şey olsun.)
- Başkasında beğendiğiniz bir takıyı takın. Belki bu, büyük bir küpe, broş, kravat vs. olabilir. Taktığınızda çok komik olduğunuzu, yolda herkesin size baktığını düşüneceksiniz. Ama emin olun sokaktaki insan, sizi fark etmeyecektir bile. Kocaman kulaklara sahip, dünyanın en komik insanı olduğunuzu düşünseniz bile takmaya devam edin. Ta ki bu durum sizde bir rahatsızlık yaratmayıncaya kadar. (Yeter ki bir başkasında beğenmiş olun.)

✤ Zayıfladığınızda, saçlarınızı boyatmayı düşündüğünüz bir renk ya da kestirmeyi düşündüğünüz bir model varsa, bunu hiç beklemeden şimdi yapın. Bunu, hemen şimdi, zayıflamayı beklemeden yapın. Gidin ve sizin için başlayan değişim süreci içinde bunu gerçekleştirin.

✤ Bir küçük beden kıyafet denemekten çekinmeyin. Her firmanın numaralarının farklı olduğunu aklınızdan çıkartmayın. Bir beden küçük kıyafeti gözünüzde büyütmeyin.

✤ Bol dökümlü ya da kesimli bir kıyafette iki beden küçüğünü bile üstünüze tutun. İstediğiniz kıyafeti giymek sizin en büyük hakkınız. Yeter ki size saçma gelmesin.

✤ Bir dükkandaki tezgahtar, size bakıyorsa, onun ne düşündüğünü bilemezsiniz; hemen alınganlık yapmayın. Hemen şişmanlığınıza yormayın durumu. Ama size saçma saçma bakmaya devam ediyorsa, işte o zaman, siz ona, çok daha saçma saçma bakın.

✤ Eğer şu ana kadar yapmadıysanız bir mayo alın ve hemen yüzme havuzuna gidin. Ne zaman ki havuza gidecek ve rahatsızlık hissetmeyeceksiniz, o zaman ilk çıtayı geçmişsiniz demektir.

✤ Düşüncelerinizdeki zararlı virüsleri yakalayın. Algınız hep burada olsun. (Tabi ki geçici bir süre için.)

Cehaletteki Mutluluk

21 Mart Cuma

➸ Günlerden Cuma, yeni kararlar verme zamanı. Hayatımda değişiklikler yapıp yenilenmek istiyorum. Pazartesiyi bekleyeceğim ve her şeye en baştan başlayacağım. Kararlı bir başlangıç ve ardından yeni bir görünüşe kovuşacağım.

➸ Bu akşam harika bir film seyrettim. Filmdeki kıza bayıldım, mükemmel bir değişim geçiriyordu, sanırım bu bana bir işaretti...

24 Mart Pazartesi

➸ Günlerden pazartesi, sabah güne harika başladım. Güzel ve titizlikle hazırlanmış, kalorisi hesaplanmış bir kahvaltı yaptım. Sanırım her şey harika gidecek.

➸ Akşam suları; şu ana kadar iyi gittim. Ara ara sancılar yaşadım. Bir an için yemek istedim. Ama şimdi gün bitmek üzere, dişimi sıkarsam yarını çıkartabilirim.

➸ Bir şeyler atıştırmaya çok alışmışım. Şimdi boş boş televizyon seyretmek çok anlamsız geliyor. Erken yatsam iyi olur, yorucu bir gündü. Zaten televizyonda da doğru düzgün hiçbir şey yok.

25 Mart Salı

➸ Günlerden Salı, kahvaltıyı iple çektim. Allahım bu kızarmış ekmek her zaman bu kadar güzel kokar mıydı? Yoksa bugüne mi özel?

➸ Bugün spora yazılmaya karar verdim. Eğer iyi bir değişim istiyorsam spor da yapmalıyım.

➸ Öğlen, arkadaşlarım ne kadar güzel yemeğe çıktılar. Acaba onlarla yemeğe gidip ben de bir salata mı yesem? Ama şimdi onlarla birlikte çıkarsam canım başka şeyler yemek isteyebilir. En iyisi çıkmamak.

26 Mart Çarşamba

➸ Herkesin, her öğlen dışarı çıkması sinirimi bozmaya başladı. Burada tek başına kalmak zorunda mıyım?

➸ Ya, küçük bir çikolata yemenin bir zararı olacağını sanmıyorum. Hem spora yazılacağım yakarım değil mi?

27 Mart Perşembe

➸ Bu sabah tartıya çıktım, Allahım 1 kilo vermişim, çok mutlu oldum. Kendimi çok iyi hissediyorum.

➡ Bugün hiç bir şey yemeyeceğim. Zaten kendimi de harika hissediyorum. Şu insanlara şaşırıyorum, o kadar şeyi nasıl yiyorlar?

28 Mart Cuma

➡ Sanırım kan şekerim düştü.. Hiç anlamıyorum; normal günde bundan çok daha az yediğim zamanlar oldu ama kendimi hiç bu kadar halsiz hissetmedim.

➡ Kafamı yaptığım işe veremiyorum. Aklımda hep akşam ne yiyeceğim var. Acaba diğer insanlar da benim gibi sürekli bir sonraki öğünün hesabını yapıyorlar mı? Allahtan ne düşündüğümü kimse bilmiyor.

29 Mart Cumartesi

➡ Off hafta sonu ve ben çok mutsuzum. Deli gibi her şeyi yemek istiyorum. Şöyle güzel soslu bir makarna yesem... Pizza da olabilir; hatta koca bir hamburger menü de yiyebilirim. Ay üstüne de koca bir dilim pasta ya da bol çikolata soslu bir tatlı da olabilir. Yanına da dondurma güzel gider. Allahım, çok mutsuz ve açım, açım, açım, açım. Sanırım sonsuza kadar aç olduğumu söyleyebilirim. Size aç olduğumu söylemiş miydim?

30 Mart Pazar

➡ Off herkes sinemaya gidiyor ya da dışarıya çıkıyor. Arkadaşlarımla gitsem sinemada mısır kokusu beni öldürür. Canım çok çeker. Mısırı yemeden o sinemanın ne anlamı var ki? Diğerleri ile çay içmeye gitsem... Çayın yanında da bir dilim pasta çok güzel gider. Off burnumda o güzel çikolata kokusunu duyar gibiyim. Gideyim bir parça yiyeyim ne olur ki? Ya da gitmesem mi, dayanamam hepsini yerim. En iyisi evde kalmak, yoksa işler daha da zorlaşacak.

31 Mart Pazartesi

➡ Kaç gündür iyi gidiyor sayılırım. Hem bugün de çok çalıştım. Akşam yemeğini güzel yesem bir şey olmaz herhalde. Hem hiç bir şey yemezsem kuvvetten düşerim. Evet evet, zaten çok da yoruldum bugün.

1 Nisan Salı

➡ Of spor salonuna da yazılamadım daha, yarın ilk işim yazılmak olsun. Yorgun da oluyorum. Baharı mı beklesem? Ya da yok yok yaz başı mı gitsem?

2 Nisan Çarşamba

➡ Allahım bu sabah yine tartıldım ve 1 kilo daha vermişim. Hiç bir şey umurumda değil. Ölesiye kadar aç kalabilirim.

➡ Uçar adım spor salonuna yazıldım, hem de 6 aylık.

➡ Mutluyum, mutluyum, mutluyum!

3 Nisan Perşembe

➡ Evde hiç küçük çocuğunuz var mı? Ya da yeğenleriniz eve

geliyor mu? Onlara yemek hazırlamak ne kadar zor. Onlara bir şey hazırlarken, canım sürekli atıştırmak istiyor, tabaklarını hazırlarken ağzıma atıyorum bir iki tane. Bir iki taneden bir şey olmaz; hem patates kızartması da çok güzel koktu.

➸ Hay Allah çocuklar tabaklarındakileri bitirmemiş. Şimdi bunları çöpe atsam yazık olacak. Azıcık bir şey, tabağa da konmaz ki. Bir daha ısıtılmaz da. Yine iş bana düştü. Hem akşam yemeğinde de doğru dürüst bir şey yemedim. Olmadı akşam televizyon karşısında bir şey atıştırmam.

4 Nisan Cuma

➸ Bu günlerde ipin ucunu iyice kaçırdım. Acaba diyetimi bozup hafta başı tekrar mı başlayım? Bu hafta da çok yoğumdum, güçten düştüm valla.

5 Nisan Cumartesi

➸ Spora gitmem gerekiyor, o kadar para verdim. Valla dünyanın parası gitti, 6 aylık kayıt oldum. Şimdi terleyeceğim, yorulacağım eve yorgun argın döneceğim. Yarın akşam söz gideceğim. Nasıl olsa 6 aylık kayıt oldum.

6 Nisan Pazar

➸ Arkadaşımızın annesi hastaymış, ona üzüldüm. Ölümlü dünyada ben de nelere takılıyorum. Ölüp gedeceğiz. Üç günlük dünyada kendimi üzemeyeceğim valla. Oh ne de lezzetliymiş, sefam olsun...

9 Nisan Çarşamba

➸ Spor salonundan çıktım, tek söyleyebileceğim spordan nefret ediyorum.

10 Nisan Perşembe

➸ Bugün bir kilo daha vermişim. Daha hızlı kilo vermenin bir yolu yok mu acaba? Şu zayıflama ilaçlarından mı alsam?

➸ Bugün herkesle kavga ettim. Sinirlerim mi çok bozuk, yoksa herkes kafayı mı yemiş anlamadım. Bildiğim tek bir şey var: Mutsuzum...

➸ Of bir hafta oldu spora da gidemedim. Bu akşam gitmeyi de gözüm hiç yemiyor. En iyisi yarın bol bol yürümek.

11 Nisan Cuma

➸ Bu aralar ipin ucu iyice kaçtı. Ama dolaptaki bir dilim tatlı sürekli aklımı meşgul ediyor. Allahım deliriyor muyum? Şu sesi biri sustursun... Her 5 dakikada bir hep aynı ses. Zihnimdeki şu sesi susturmak istiyorum. Lanet olsun. Aklımda kalacağına midemde kalsın.

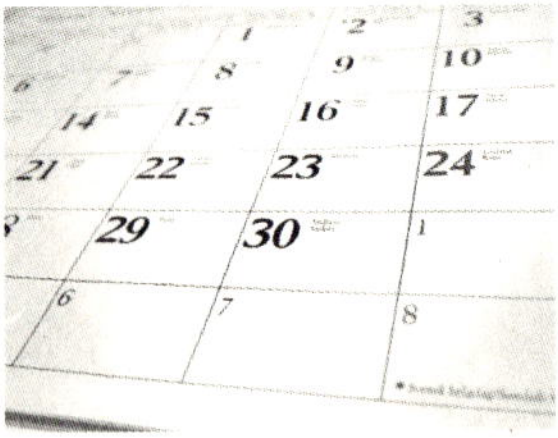

21 Nisan Pazartesi

➡ Bugün ilaçlara ve mamalara başlamaya karar verdim. Öyle bir kilodayım ki takılıp kaldım. Kilo vermem durdu, bir haftadır tartının ibresi yerinden kımıldamıyor bile.

➡ Metabolizmamın yavaşladığını söylediler.

23 Nisan Çarşamba

➡ Tartıda biraz oynamalar başladı, ama içtiğim şu zayıflatıcı mamalar, midemi bulandırıyor. Bu sabah burnumu kapatıp diktim ağzıma. Öğürmek geldi içimden, ama hepsine değer.

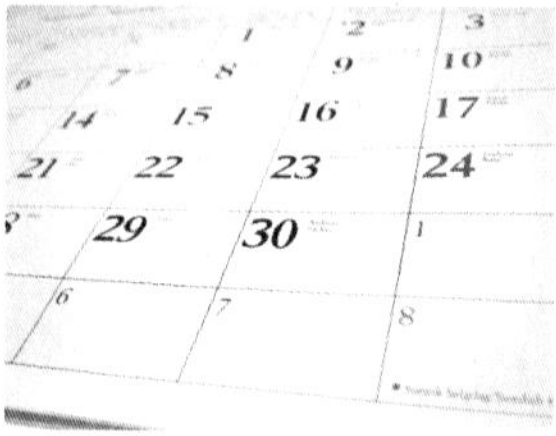

5 Mayıs Pazartesi

➡ 3 ay oldu, spor salonuna dünyanın parasını verdim. Doğru dürüst 5 kere gitmedim. Zayıflama mamaları da dolapta duruyor. Onları içmek de artık midemi bulandırıyor. Diyeti yaptım, üstüne bir de 3 kilo aldım. Şaka gibi... Su içsem yaradı. Bunun kesin bilimsel bir açıklaması vardır. İlişkim de çok kötü gidiyor; şişman birini ne yapsınlar zaten? Şişman ve kilolu biriyle kim bir ilişki yaşamak ister ki? Zaten hiçbir kıyafet bulamıyorum, ne iğrenç bir durum. Bir dükkana giriyorsun ve size göre kıyafet yok diyorlar. Evet selam ben vebalı, ben vebalıyım, sanırım benim gibilerin bu dükkana girmesi yasak. Aptal satıcılar. Hepsi çok aptal. Umarım bir gün onlar da şişmanlar. O kadar mutsuzum ki koca bir çikolatayı yiyebilirim. Lanet olsun bana, şişman ve iğrencim ve bu çikolatayı da yiyip daha da iğrençleşmeyi hak ediyorum. Tek istediğim ağlamak, ağlamak ve haykırarak ağlamak.

8 Mayıs Perşembe

➡ Bir karar verdim, beni beğenen böyle beğenecek, ben halimden memnunum. Herkes zayıf olacak diye bir kural yok. Hem beni seven kişi gerçekten beni sevdiği için yanımda olsun isterim; fiziğimin güzelliği için değil. Böylelikle sevgisinden de emin olabilirim.

➡ Hem bir kere herkes çok iyi bilir, zayıflayınca insanın yüzü çöker ve yaşlanmış gibi olur.

Olur değil mi? Yaşlanmış gibi olur değil mi? Lütfen biri bana öyle olduğunu söylesin ☹...

Şimdi Bir Kalem Alın

Evet şimdi gerçekten bir kalem alın, çünkü bir sonraki konuya geçmeden önce bazı sorulara cevap vermenizi istiyorum.

Bir sonraki sayfada bazı sorular olacak ve cevaplarınızı yazmanız için gerekli boşluklar. Buna zaman ayırın ve bir sonraki konuyu okumadan önce mutlaka bu sorulara cevap vermiş olun. Böylelikle kendinizdeki eksikleri daha net bir şekilde tespit edebileceksiniz.

10 tane istek yazın. Evet kendinizle ilgili 10 tane istek yazın. Sadece kendinizle ilgili olsun ama. Çocuklarınız, akrabalarınız ve eşinizle ilgili olmayacak. Fiziksel görünüşünüz, sağlığınız, sıkıntı çektiğiniz konular vs... ile ilgili 10 tane istek yazmanızı istiyorum.

-
-
-
-
-
-
-
-
-
-

Evet bunları yazdıysanız şimdi de sizi mutsuz eden şeylerin listesini yapmanızı istiyorum. Sadece 10 tane, sizi mutsuz eden durum, olay, fiziksel görünüşünüz vs... bulun. (Yukarıdaki soruda geçerli olan çocuk, akraba maddesi yine aynen geçerli. Onların değil sizin mutsuzluklarınız.)

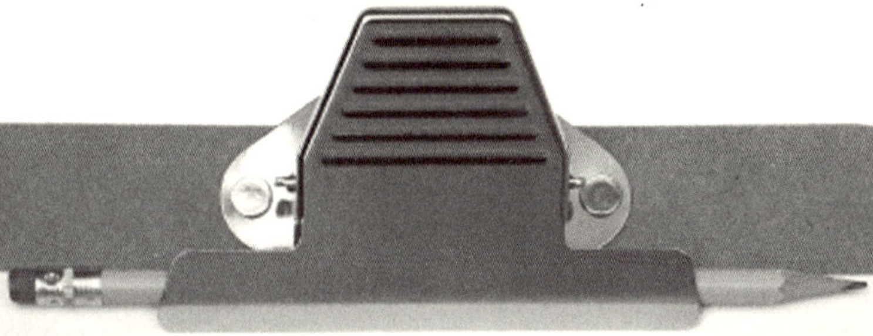

UYGULAMA:

Doğru bildiğimiz yanlışları düzeltelim

Bu bölümde, doğru bildiğiniz pek çok şeyin yanlış olduğunu ve bunların niçin yanlış olduğunu gördünüz. Şimdi sıra uygulamada...

1. "En kötüsüne hazırlan, daha iyisini elde edersen mutlu olursun!"

   Bu, fikri unutun.

2. Daima, olabileceğiniz en mükemmel "size" odaklanın. Bu, hayalperestlik değildir.
3. Zayıflayamayacağınıza "inanıyorsanız" kendinizi kandırmayın. Kesinlikle zayıflayamayacaksınız!
4. Gerçekten zayıflamak istiyorsanız, buna inanın!
5. Beyninize karışık mesajlar vermeyin.
6. Şişman olduğunuzu düşünüyorsanız, yemek istediğinizde, "Ben böyle de güzelim," bahanesi yaratmayın.
7. Deli gibi yemek yemek istiyorsanız, iradesiz olduğunuzu kabul edin. Bu, şişman olduğunuzu kabul etmekten daha iyidir.

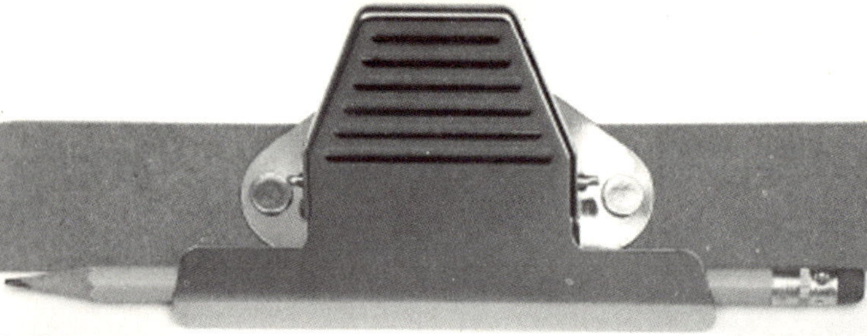

8. Zayıflarken, zihninizi, bedeninizi ve ruhunuzu mutlu edin.

9. Güzel bir fiziğe sahip olmak için dua edin.

10. Neden zayıflamak istediğinizi hiçbir zaman unutmayın.

11. Zayıflamak için "mantığınızı" kullanmaya kalkmayın. Bilinçaltınızın her zaman kazanacağını unutmayın.

12. İlk işiniz evinizdeki tartıdan kurtulmak olsun.

13. Kilo alırken tartılabilirsiniz ama kilo verirken tartılmayın.

14. Size büyük gelen bütün kıyafetlerinizden kurtulun.

15. Giydiğinizde kendinizi iyi hissetmediğiniz kıyafetlerinizden de kurtulun. Çok kıyafetinizin olması değil, az sayıda ama kendinizi iyi hissettiren kıyafetler sizi daha güzel gösterir.

16. İnmek istediğiniz bedene uygun bir kıyafet alın ve onu ayrı bir yere asın.

17. Büyük ve çukur tabaklarınızın nereye gideceğini biliyorsunuz? Çöpe! Düz ve küçük tabaklar sofraya.

18. Özellikle zayıflama sürecinde siyah renge takılıp kalmayın.

2. Bölüm

Gerçekten Zayıflamak mı İstiyorsunuz?

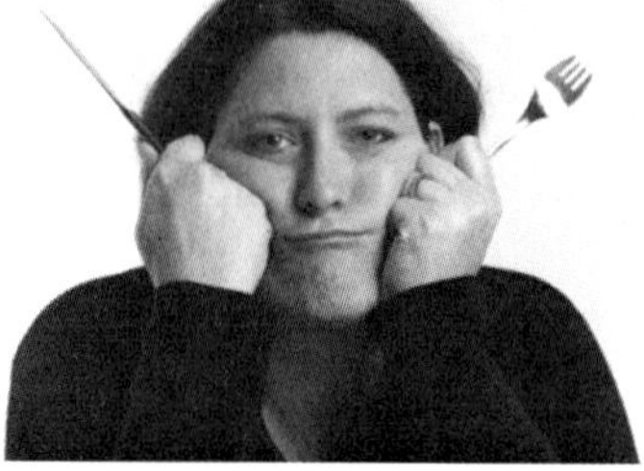

Bir Dilim Tatlı İçin, Alice Harikalar Diyarında...

Acaba zihninize nasıl komutlar verdiğinizi daha önce hiç düşündünüz mü?

Koyduğunuz hedeflerin kaçı doğruydu? Peki ya zayıflamak için her seferinde zihninizi programladığınızı zannetmeleriniz..?

Zihninizde farkında olmadan yaptığımız işlemler başarıya ulaşıp ulaşmayacağımızı belirlerler. Farkında olmadan diyorum çünkü yarattığı etkileri biliyor olsaydınız emin olun yapmazdınız. Gerçekten zihnin nasıl çalıştığının çok önemi var. Fakat şunu biliyorum ki bize öğretilenden çok farklı bir lisanı var. Çoğu insan, zihni ile iletişime geçtiğini zannediyor; oysa yaptıkları tek şey, kendilerine öğretilmiş olan günlük basmakalıp şeyleri tekrarlamaktan başka bir şey değildir.

Şimdi, gelin ilk olarak ne gibi hatalar yapıldığından, ardından da bu hataların başınıza ne dertler açtığından bahsedelim.

Gerçekten Zayıflamayı İstediniz mi?

Peki, Doğru İstediniz mi?

Beyninizle kurduğunuz yanlış iletişimin en büyüğü...

Bugüne kadar, kendimize moral vermek için birçok kez kendi kendimizle konuşmuşuzdur. Sinirlendiğimiz zamanlarda kendi kendimizle tartışır, moral vermek istediğimizde de kendi kendimizi motive ederiz; çünkü bize böyle öğretmişlerdir. Pozitif bir insan olmanın yolu; kendini sakinleştirmektir. Kendini kontrol etmek istiyorsan, iradene hakim olmak istiyorsan böyle yapmalısın. Bilinen en yaygın kuraldır budur. Olumlu bir ruh halinde olmanın öneminden bahseden tüm kitaplar bunu söyler.

Etrafımda tanıdığım herkes, bütün gün kendine telkinlerde bulunur:

sakinim, sakinim, sakinim...

Biri şu kahrolasıca müziği kapatabilir mi???

iradeliyim, iradeliyim, iradeliyim...

Allah aşkına biri bana çikolata getirsin! Elim ayağım titriyor.

pozitifim, pozitifim, pozitifim...

Bak çocuk! Uslu durmazsan, şimdi dayağı yiyeceksin.

Beyninizle arkadaşlarınızla kurduğunuz gibi iletişim kurmayı bırakın. Beyninize sürekli, şimdi başardın, başarıyorsun, başarmak üzeresin gibi komutlar vermeyi kesin. Sizler bilgisayarın karşısına geçip, "Şimdi açıl, şimdi açıl, ne güzel de açılıyorsun, haydi açıl..." diyor musunuz? Hayır, "start" tuşuna basıp açılmasını bekliyorsunuz. Onunla sözlü bir iletişim kurmuyorsunuz. Çamaşır makinesinin karşısına geçip, "Ne güzel de yıkıyorsun, şimdi yıkamaya başladın, ne güzel de çalkalıyorsun, şimdi sıkıyorsun," gibi saçmalıklar yapmıyorsunuz. Her şeyin bir yöntemi var ve siz bunu öğreniyorsunuz. Tüm cansız varlıklarla da bir iletişim halindesiniz ve onların dilinden konuşabiliyorsunuz.

Bakın, sakinim sakinim demekle sakin olunmaz. Ne kadar iradeli olduğunuzu her gün söylediğinizde iradeniz artmaz ya da gerçekten iradeli olmazsınız. Neden beyninizle konuşarak iletişim kurmaya çalışıyorsunuz? Kim size bunun doğru olduğunu söyledi ki? Zihninizin sizin dilinizden anladığını düşünmenize sebep olan şey neydi?

Buna sebep olan bir durum olduğunu sanmıyorum. Bu sadece bize öğretilendi. Beynimiz esasında herhangi bir dil bilmez. Bizler kelimeleri ve sembolleri birleştirerek iletişim kurarız. Bizim ne konuştuğumuzun bir önemi yoktur. Ne düşündüğümüz beynimiz için yeterince gerçektir. Sakinim derken birini öldürmeyi düşünüyorsanız, beyninize verdiğiniz komut öfkedir. İradeliyim derken çikolata yediğiniz bir ânı düşünüyorsanız, çikolata yemek beyin için daha gerçektir.

Zayıflayacağım dediğinizde, ne olacak benim bu kilolarım diye düşünüyorsanız ve şişman halinizi kafaya takıyorsanız, beyinle iletişime geçtiğiniz tek bir nokta vardır, maalesef o da şişmanlamaktır.

Zihnimiz İngilizce, Almanca, Türkçe vs. herhangi bir dil bilmez. Zihnimizin herhangi bir dil bilmediğini varsayarsak, bu durumda sanırım yeni bir kullanma kılavuzuna ihtiyacımız var.

Kullanma Kılavuzu

Beynimizin nasıl çalıştığı belki de tüm bu kitabın ana konusudur. Her seferinde, yavaş yavaş, sindire sindire, zihnin ve zayıflamanın farklı bir tarafına değindiğimiz bu kitapta, şimdi gelelim kullanma klavuzu işine...

Beyninizle iletişim kurarken sözcüklerin hiçbir anlamı olmadığını bilmeniz gerekiyor. Çikolata yemek ***istemiyorum*** dediğinizde esasında düşündüğünüz şey bir çikolatadır. Yani zihninizde bir çikolata görüntüsü canlanır. Çikolata görüntüsü canlandıktan sonra, gerekli olan merkezler uyarılır; çünkü sizin ne söylediğinizden ziyade ne düşündüğünüz önemlidir.

Şimdi, gözlerinizi kapatın. Mutfak masanızın üzerinde, güzel bir tabağın içinde bir sürü limon hayal edin. Tabağın içindeki limonların kokusunu duyun. Olgun limonların, tıpkı limonatayı andıran kokusu tüm mutfağı kaplamış. Şimdi hayalinizde, o limonlardan birini alın ve elinizde limonun kaygan kabuğunu hissedin. Limonu burnunuza götürüp kokusunu derin derin içinize çekin. Şimdi bir bıçak alıp limonu ikiye kesin. Limonu keserken, kokusu daha da keskin bir şekilde çevreye yayılsın. Sanırım limonu keserken ne kadar sulu olduğunu fark ettiniz. Şimdi kestiğiniz limonu alın ve ağzınıza götürün. Önce dilinizle limonun tadına bakın ve ardından biraz ağzınıza sıkın...

Herhalde çoğunuzun tükürük bezleri çalışmıştır. Ama ortada limon filan yoktur. Şu an bir kitap okuyorsunuz ve ortada limon yok. Peki neden tükürük bezleriniz çalışmaya başladı? Çünkü beyniniz için limon yeterince gerçektir ve limon varmış gibi hareket eder. Burada size limonu düşünmemeniz gerektiğini söyleseydim de siz yine ister istemez limonu düşünürdünüz ve tükürük bezleriniz çalışırdı.. (İsterseniz bunu arkadaşlarınızın üzerinde de deneyebilirsiniz. Onlara anlatacağınız şeyi düşünmemeleri gerektiğini söyleyin ve limonu anlatmaya başlayın. Hayal gücü zayıf olan birinde çok daha düşük etkiler görebileceğinizi de unutmayın.) Beyniniz, neyi düşünmemesi gerektiğini de önce zihninde canlandırmak zorundadır. Canlandıracak ki, neyi düşünmemesi gerektiğini bilecek. Ama bunu bilinceye kadar siz zihninizde görüntüyü çoktan canlandırmış olacaksınız.

Görüntü canlandıktan sonra sorunlar başlar. Niye mi? Çünkü yapmak istemediğiniz şeyi düşündüğünüzde ve zihninizde canlandırdığınızda artık geri kalan şeylerin bir önemi yoktur; çünkü zihin canlandırdığı şeyleri gerçek sanır ve bunları yapılması gereken komutlar olarak görür.

Daha açık konuşmak gerekirse, yaşantımızın çoğu kandırmacadır. Yani bugüne kadar bizlere öğretilenler büyük bir kandırmacadan ibarettir. Düşünmek ya da yapmak istemediğimiz herhangi bir şeyi telaffuz ettiğimizde onu zihnimizde canlandırırız. Çoğu zaman yapmak istemediğimiz herhangi bir şeyi defalarca düşünürüz. Acı ve mutsuzlukla motive olmayı severiz. İşte bunu gerçek sanırız. Fakat beyin böyle çalışmadığı için hayal kırıklığına uğrar ve sonunda başımıza o kötü şey geldiğinde bunun nedenlerini sorgulamaya başlarız.

Şişman olmak istemediğinizi her düşündüğünüzde, aynaya her bakışınızda ne kadar şişmanım diye düşündüğünüzde, yoldan geçen şişman insanlara bakıp aman tanrım onlar gibi olmak istemiyorum dediğinizde, beyninizde tüm bunları canlandırırsınız. Bu durumda elbette beyniniz şişmanlamak istediğinizi düşünür. Bunu bir komut olarak algılar ve en kısa zamanda gerçekleştirmek için elinden geleni yapar.

Dikkat edin birinin yüzünde sivilceler çıktıysa ya da saçları döküldüyse ona bakar ve şöyle dersiniz: "Aman tanrım ne kadar kötü; umarım aynı şey benim başıma gelmez." Ardından gün içinde o kişileri hatırlar, korkarsınız. İşte tam bu noktada korktuğunuz şeyleri sürekli zihninizde canlandırdığınız için beyniniz bunları yapılması gereken komutlar zanneder. Bu yüzden korktuğunuz şeyleri kendinize çekersiniz demek çok da yanlış olmayacaktır.

Gördüğünüz gibi kelimelerin çok da bir anlamı yok. Düşünmeyin, yapmayın, yemeyin demek bir şey ifade etmiyor. Sonuçta limonu hayalinizde canlandırdığınız andan itibaren limon beyniniz için gerçektir.

Evet ilerleyen kısımlarda neden bahsettiğimi çok daha iyi anlayacaksınız. Bu örnekleri daha açık bir şekilde göstereceğim. Böylelikle zihninizle nasıl iletişim kurmanız gerektiği ve zayıflama uğruna yaptığınız yanlışları da göreceksiniz.

Şimdi gelelim zihnin bir lisan bilmediği konusuna... Peki durum buysa, zihninizle nasıl bir iletişim kuruyorsunuz? Şimdi tıpkı bir tercümanmış gibi sizlere, normal hayatta yaptıklarınızın zihin için ne anlama geldiğini tercüme edeceğim.

Günlerden pazartesi. Zayıflama için kutsal olan o gün. Diyetlerin başladığı yegane gün. Evet diyelim ki günlerden pazartesi ve siz yine bir diyete başlamışsınız. Sabah uyanmış yeterince kararlı ve yeterince hırslısınız. Bu sefer her şey farklı olacak, bu sefer diyetinizi yılmadan tamamlayacaksınız. Sözler vermişsiniz kendinize, yapmamam için hiçbir sebep yok demişsiniz. O gün kendinizi iyi hissetmek için gerekli kıyafetleri giymiş, yemeniz gerekenleri yanınıza almışsınız. Kontrolün sizde olduğunu bilmenin güzel duygusu içinde yolunuza koyulursunuz. Öğle vakti gelir. Etrafta güzel yemek kokuları vardır. Herkes yemeğe çıkmıştır. İçinizden, sanki çok mu anlamlı bu diyet diye bir konuşma başlatırsınız. Bir an aklınızdan size hiç yakışmayacak düşünceler geçer. Ardından bunları hiç düşünmediğinizi varsayarak yanınızda getirdiklerinizi yersiniz.

Daha sonra dışarı çıkmak ve şöyle bir tur atmak en iyisidir. Zaten akşama da bir şey kalmamıştır. Derken yolda yürürsünüz ve güzel bir çikolatacının önünden geçtiğinizi farkedersiniz. İçeriden yoğun bir bitter kokusu geliyordur. Çikolatanın o güzel sıcaklığını ve ağzınızda bıraktığı o duyguyu hatırlarsınız. Bir an içiniz burulur. Bir tane alıp güzelce ağzınıza atmak için neler vermezsiniz? O ilk lokma ve ağzınızda bıraktığı güzel yoğun duygu için... (çikolata sevmeyenler, ben zaten çikolata sevmem deyip kendilerini kandırmasınlar. Kendiniz için daha cazip başka bir yiyeceği düşünebilirsiniz) derken gerçeği farkeder ve içinde bulunduğunuz durumu hatırlarsınız. Öhö öhö ne yapıyorum ben? Diyetteyim. Ne kadar uygunsuz bir hareket bu, hemen ofise gitsem çok daha iyi olur diye durumu kurtarmaya çalışırsınız. Geri dönüş yolunda yeniden kendinizle konuşmayı sürdürürsünüz. (Çünkü kendinizle böyle iletişim kurduğunuzu düşünürsünüz.) Ben kilo verme konusunda kararlıyım o yüzden bugün ya da bu hafta çikolata yemeyeceğim. Çikolata yemek istemiyorum. Zaten her zaman çikolata yiyorum. Evet çikolatasız da yaşayabilirim. Çikolata yemeyeceğim. Sürekli bunu söylemeye başlarsınız.

Şimdi araya girip zihnin temel prensibi ile ilgili bilgi vermek istiyorum. Ardından kaldığımız yerden devam edeceğiz.

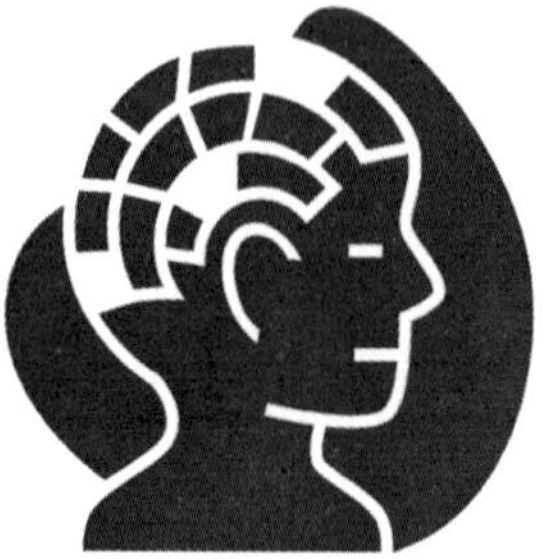

Kilo sorunu olan bir insan bir dilim pasta görür. Diyette ise kendine o pastayı yememesi gerektiğini söyler. Yememesi gerektiğini söylediğinde ise zihnine ilk virüsü atmış olur.

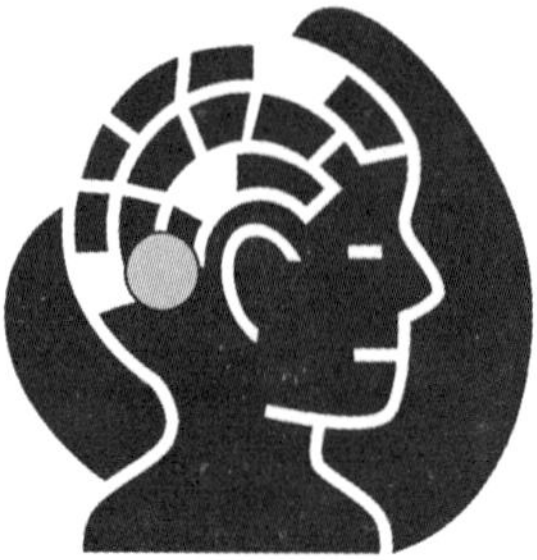

Virüs zihnine bulaşmıştır. Her virüs gibi hızla kendini çoğaltmaya başlar. Zihin, pastayı yemek ile yememek arasında gidip gelen düşüncelerle boğuşur.

Kilo sorunu olmayan bir insanın ise aynı durumda pastayı yeme ya da yememe problemi yoktur. Bu kararı onun zihninde herhangi bir suçluluk duygusuna ya da takıntıya neden olmaz.

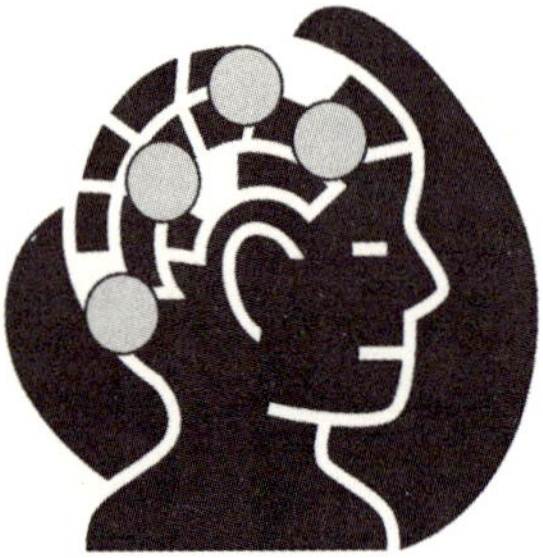

Virüs kendini hızla çoğaltmış ve pastayı yeme ile yememe arasındaki küçük çatışma, büyük bir savaşa dönüşmeye başlamıştır.

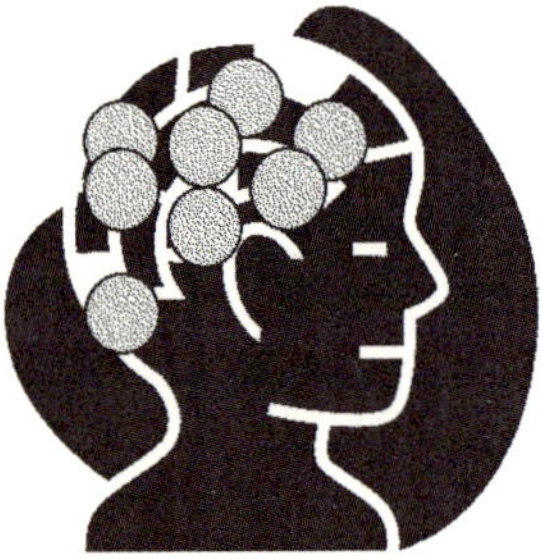

Bu durumda, içindeki çatışma, artık tüm direncini kırmıştır. İki durumdan birini yaşayacaktır: Ya pastayı yemeyecek ama kendini mutsuz ve keyifsiz bir durumda bulacaktır; ya da pastayı yiyecek ve içindeki suçluluk duygusu ona eziyet edecektir. Sonuç ne olursa olsun, zihin yemeye programlanmış olacaktır.

Zihin neyi düşünmemesi gerektiğini düşünür. Zihnimiz kelimelerle çalışmadığı için komutları da kelimelerle vermek anlamsız bir çabadır. Düşündüğünüz şeyler zaten beyniniz için yeterince gerçektir. Bunlar birer komut niteliği taşıyabilir. En şişman halinizi düşünmeyin, en sevdiğiniz yiyeceği düşünmeyin, güzel bir tatlının üzerine su içtiğinizi düşünmeyin desem, zihninizde önce bunları canlandırırsınız; tıpkı limon örneğinde olduğu gibi. Ardından gerekli noktalarda tükürük bezleri, ter bezleri, mide asitleri vs.. çalışmaya başlar. Tıpkı yüksek bir yerden atladığınızı düşündüğünüzde içinizden bir şeylerin akıyor gibi olmasına benzer bu. Halbuki bu gerçek değildir. Atlamıyorsunuzdur ama sadece atladığınızı düşünmüşsünüdür. İşte bu durumda beyin gerçekmiş gibi hareket ederek gerekli olan kimyasalı bedene salgılayıverir.

Bizler gün içinde farkında olmadan bir sürü görüntü ve kimyasal salgılarız. Bazen salgıladığımız bu kimyasallar, kan şekerimizin düşmesine, adrenalimizin çıkmasına neden olur. Her birinin yarattığı etki farklıdır. Ama biz hiç farkında olmadan yüzlerce düşünceyi özgür bırakırız. Hatta bazen sonuçlarından korktuğumuz düşünceleri defalarca düşünürüz.

Evet şimdi tekrar örneğimize geri dönelim.....

Ofise giderken kendi kendinize söylenirsiniz: Bu hafta çikolata yemeyeceğim. Çikolata yemek istemiyorum. Zaten her zaman çikolata yiyorum. Evet çikolatasız da yaşayabilirim. Çikolata yemeyeceğim. Ne de olsa bunlar bugüne kadar öğrendiğiniz iletişim biçimidir. Ama her çikolata dediğinizde zihninizde bir çikolata görüntüsü canlanır. Her seferinde çikolata görüntüsünü aktif hale getirirsiniz. Sanki biraz sonra yiyecekmiş siniz gibi çikolatayı düşünürsünüz. Doğal olarak da çikolataya verdiğiniz anlam doğrultusunda beyniniz gerekli salgıları salgılar (verdiğiniz anlam diyorum çünkü herkes için anlamı farklıdır).

Bazen şöyle dediğinize şahit oluyorum: Valla bütün gün bir şey yemedim elim ayağım titriyor, kan şekerim düştü, tansiyonum indi. Gülerim ve size, bitkin düşmenizin sebebinin bir şey yememenizden ziyade, beyninizi yormanızın sonucunda bedeninizde salgılanan şeyler olduğunu söylerim. Doğaya nasıl bu kadar direnebiliyorsunuz hayret ediyorum. Beyniniz eminim dili olsa size şöyle derdi: E be kardeşim madem çikolata yemeyeceğiz niye bütün gün bana çikolatayı düşündürüyorsun? Sabahtan beri hazırlık yapıp tüm kimyasalları aktif hale getiriyorum ama ne gelen var ne giden. Yoruldum yani...

Evet bütün günü böyle geçirirsiniz ve önünüzde iki seçeneğiniz vardır: Ya dolaba gidip çikolataları yemek ya da ertesi günü beklemek.

İki seçeneği de ele alalım. Evet ertesi güne kadar beklersiniz. Ertesi gün bu düşünce ya daha büyümüş olacaktır ya da başka bir düşünceye saplanmış olacaksınızdır. Belki de bir hafta bekleyip bir haftanın sonunda deliler gibi yemeklere ve tatlılara saldıracaksınız.

Birinci seçenekte, dolaba gidersiniz bir parça çikolata yemenin mutluluğunu hissedersiniz. Sonrasında mutfağa defalarca girer ve dolapta duracağına midemde dursun daha iyi deyip bir güzel bütün çikolatayı midenize indirirsiniz.

Mükemmel! İnanın buraya kadar hiçbir sorun yok. Kilo sorunu olmayan insanlar da böyle yapar. Gider ve o çikolatayı yer. Bana, o zaman niçin kilo aldığınızı soracaksınız. Ben zaten gidip yiyorum; o zaman kilo almasaydım? Neden kilo alıyorsunuz biliyor musunuz? Şimdi hikayemize geri dönelim.

Çikolatayı yersiniz. Dolapta bir şey kalmamıştır. Aradan 10 dakika geçer veeee büyük bir pişmanlık çöker içinize. Tüh ya neden yedim, keşke yemeseydim diye düşünmeye başlarsınız. Keşke şu çikolatayı yemeseydim. Sanki çok da önemliydi. Söylenmeye başlarsınız. Neden yedim, niçin yedim, hay Allah yedim. Sürekli çikolata yemenin pişmanlığı hakkında kaygılanırsınız.

Ve birinci kural tekrar devreye girer. Zihniniz kelimelerden anlamaz. Sizin pişman olduğunuzun çok da farkında değildir. O, her seferinde tekrar ve tekrar çikolata görüntüsünü canlandırır. Pişmanlığınız neyi canlandırdığınızı daha çok düşünmenize neden olur.

Zayıf bir insana bakın; yedikten sonra tüh niye yedim diye pişmanlık duymaz. Ama kilo problemi yaşayan biri böylelikle düşünce döngüsünü tekrar aktif hale getirir.

Ve aradan 1 saat geçtikten sonra tekrar bir şeyler yemek istersiniz. Bu çok doğaldır; çünkü sürekli yemekle ilgi mesajları beyninize gönderiyorsunuzdur. Esasında yapmak istediğiniz şey yemeklerden kaçmaktır. Ama dediğim gibi kelimelerin bir anlamı yoktur. Ne düşündüğünüz ve zihninizde ne canlandırdığınız çok daha önemlidir.

Bu durumda sanki o çikolatayı yemek istiyormuşsunuz gibi, sürekli olarak "yemek ye!" komutunu verirsiniz. ***Amacınız bu değil biliyorum.***

Aynı örnek şişmanlamak için de geçerlidir. Sürekli şişman insanları gözlemlemek, tartıya çıkıp endişelenmek, şişman hallerinizi canlandırıp umarım tekrar eskisi gibi şişmanlamam demek vs.. tüm bunlar birer komuttur aslında. Canlandırmak demek, yani şişmanlamayı istiyorum demektir. Beyin bu dilden anlar.

Neyi düşündürürsen onu yap, ona ulaş, onu gerçekleştir demektir bu.

Bir an durmanızı ve düşünmenizi istiyorum. Kendi hayatım için, sürekli zihnimi meşgul eden durum nedir? Sürekli neyi düşünüyorum?

Yemek yemeyi mi?

Diyet yapmayı mı?

Spor yapmayı mı?

Tatlılardan uzak durmayı mı?.... vs.

Öncelikle yapmanız gereken şey, sizi sürekli meşgul eden şeyin ne olduğunu bulmak. Beyninizde sizi yoran düşünce her neyse, o sizin sürekli olarak yaratmaya çalıştığınız düşüncenin ta kendisidir. Öncelikle bunu aklımızdan çıkartmayın.

Düşünün ki, tekrarlı bir biçimde canlandırdığınız her şey gerçekleşecek. O zaman neleri düşünmek isterdiniz?

Not: canlandırma sadece görüntü olarak değildir,; görüntüler, sesler, hisler, kokular, tatlar da olabilir.

Düşünün ki, tekrarlı bir biçimde canlandırdığınız her şey gerçekleşecek. O zaman neleri düşünmek isterdiniz?

Doğru komutları nasıl vermeliyiz? Evet eğer bu soruyu sormaya başladıysanız, o zaman iyi bir noktaya geldiniz demektir. Bu soruyu sorduğunuza göre, öncelikle yaptığınız yanlışları fark etmiş olmalısınız. Bugüne kadar neden sürekli aynı döngünün içinde bulunduğunuza dair en azından bir cevap bulduysanız, iyi bir yerdesiniz demektir. Tüm bunlar hem bir parça gerginlik yaratır hem de berrak bir zihin için yepyeni başlangıç oluşturur.

Eğer çikolata yemek istemiyorsanız, bunu tekrarlamaya gerek yok demiştik. O zaman zihniniz size şunu soracaktır: Tamam anladım çikolata düşünmeyeceğiz peki tam olarak ne düşünmemi isterdin? Bir Çikolata yerine ne yemek isterdiniz? Bir elma..? Bir havuç..? Yarım çikolata..? Yarım tabak tatlı..? Bir salatalık..? Evet neyi düşünmeyeceğiniz sizi yoracaktır. Onun yerine ne koymak isterdiniz kendinize bunu sorun. Eğer elinizde sihirli bir değneğiniz olsaydı, nasıl bir görünüşe sahip olmak isterdiniz?

Şişman olmak istemiyorsunuz, kilo almak da istemiyorsunuz, göbekli olmak da istemiyorsunuz. Tamam yıllarca bunları öğrendiniz. Beyniniz artık usandı bu durumdan. Tam olarak size şu soruyu soruyor? Nasıl görünmek isterdin? Tombul..?

İnce belli..? Kalın belli ama zayıf bacaklı..? Balık etli..? Yoksa sportif..?

Peki zayıflayınca çökmekten mi korkuyorsunuz? Çökmüş ve sarkmış bir yüze sahip olmak istemiyor musunuz? Sarkmış bir beden..? Peki nasıl olmak isterdiniz..? Parlak bir cilt..? Sıkı kollar..? Sıkı bacaklar..? Gergin bir çene altı..? Sıkı bir popo..?

Tam olarak ne istiyorsunuz? Tam olarak, ayrıntıları ile ne olmak istiyorsunuz?

Yaşamak, güzel görünmek, alımlı olmak, çekici olmak mı? Yeter ki istediğiniz düşünceyi ayrıntıları ile hissederek içinizde tekrar tekrar yaşayın; beyniniz, bu hayalinizi gerçekleştirmek için elinden geleni yapacaktır. Üstelik bu, onun için hiç de zor olmayacaktır. Hem de hiç....

Evet şimdi neyi istemediğinizi bir kenara bıraktıysanız, tam olarak nasıl bir görünüşe sahip olmak istediğinize yoğunlaşabilirsiniz. Bu yoğunlaşmayı nasıl yapacağınıza dair, size yol göstereceğini düşündüğüm bir bölüm hazırladım. Bu kısım, doğru zihinsel alıştırmayı en iyi şekilde yapmanızı sağlayacaktır.

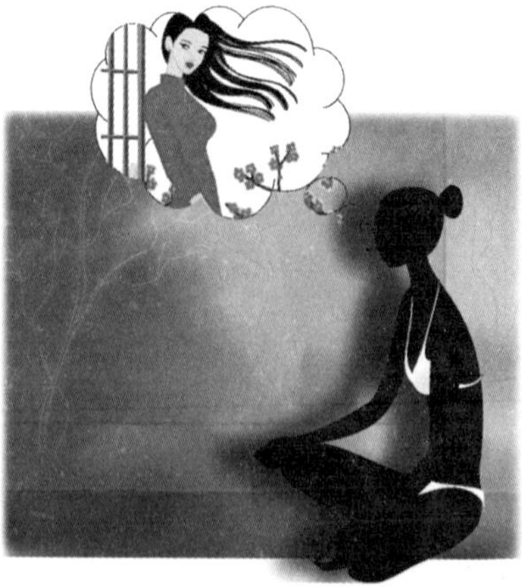

Ayrıntılı bir imgeleme için tam olarak neye ihtiyacınız var?

Yeni doğmuş bir bebek 5 temsil sistemine de sahiptir. Ağırlıklı olarak koku ve tat duyusu ile hareket eder fakat gelişim süreci içinde dünyayı öğrenme şekline göre öncelikleri değişiklikler gösterir. Görüntüler, sesler, hisler, kokular, tatlar. Bu beş temsil sisteminden koku ve tat yaş ilerledikçe eski önemini yitirir. Artık bir bebeğin hassasiyetine sahip değildir. Görüntüler, sesler ve hisler daha ön plana çıkar.

Yapılan çalışmalarda zihnimizdeki tasavvur gerçeğe yaklaştıkça (tıpkı rüyalardaki gibi) ateşlenen nöron gruplarının da benzerliğini o kadar artırmaktadır. Rüyalarımızda, terleriz, kalp atış hızımız değişir. Yaşadıklarımız tıpkı gerçek gibidir. Durum böyle olduğunda bedenimiz de gerçekte nasıl tepki verecekse aynısını verebilir.

Şimdi doğru bir tasavvur için yapılması gerekenleri birlikte oluşturalım. Aşağıdaki soruların hepsini tek tek zihninizde canlandırmaya çalışın.

A

- İstediğiniz kiloya kavuşmuş olsaydınız nasıl görünürdünüz?
- Üzerinizde neler olurdu? (Dar bir pantolon, beyaz bir gömlek vs.)
- Tam olarak duruşunuz nasıl olurdu?
- Saç modelinizde nasıl bir değişiklik yapardınız?
- Hayalinizdeki beden ölçünüze gelseydiniz saç renginizi değiştirir miydiniz? Saçlarınız ne renk olurdu?
- Yüzünüzdeki gülümseme ve hafiflik görüntüsü nasıl anlaşılırdı?
- Şu anda nerede ve ne yapıyor olurdunuz? (Madem kilo vermek istiyorsunuz o zaman bunun sonucunda şu andan farklı olarak neyi değiştirirdiniz? Belki bir plajda top oynamak gibi...)
- Neler yerdiniz? Neler içerdiniz? Kendinizi kahvaltı, öğle ve akşam yemeklerinde görün.
- Evin içinde iç çamaşırlarınız ile nasıl görünürdünüz? (Doğal olarak o kadar kilo verdikten sonra hâlâ aynı iç çamaşırlarını giyiyor olamazsınız.)
- Evde, üstünüze giydiğiniz günlük giysiler neler olurdu?

B

- Gerçekten istediğiniz kiloya ulaşsaydınız kimler size ne derdi? (En yakınlarımızın neler diyebileceğini çok iyi tahmin ederiz. Kulağımızda onların seslerini duyabiliriz.)
- Peki istediğiniz fiziksel görünüşe kavuşmuş olsaydınız siz kendi kendinize ne derdiniz? (İşte sonunda başardım, bu kadarmış vs...)
- Ses tonunuz nasıl olurdu?
- Kimlere ne anlatıyor olurdunuz? (Daha önce sürekli kilo vermekten ve zayıflamaktan bahsediyorsanız artık bir şeyler değişmiş olması gerekir. Artık istediğiniz gibi görünüyorsanız, yeni ne söylüyor olabilirsiniz? Belki de bu işi nasıl başardığınızı anlatıyorsunuz?)
- İçsel olarak yemek yemeden önce ne konuşuyor olurdunuz? (Hayal edin ki istediğiniz kilodasınız, bu durumda yemeğe otururken kilo problemi olmayan biri gibi düşünmek zorunda kalırdınız.)
- Yemek bittikten sonra içsel konuşmanızda neler değişirdi? (Kilo problemi olmayan biri gibi düşünmek zorundasınız.)

C

- Güzel bir yaz sabahı bembeyaz çarşafların üzerinde, inceliğini hissettiğiniz rahat bir pijamayla gerinmenin hafifliği nasıl bir duygu olurdu?
- İstediğiniz kiloya gelmenin duygusu ve güveni size ne hissettirirdi?
- Sağlıklı bir bedende sabah yürüyüşü yapmak nasıl bir duygu olurdu?
- Farklı bir bedenle başka birine sarılmak ve onu kucaklamak size ne hissettirirdi?
- Karnınızı ellediğinizde sıkı bir karına sahip olduğunuzda nasıl hissederdiniz? (Kilonuz değiştiyse, fitseniz ve sağlıklı olmayı tüm hücrelerinizde hissedebiliyorsanız, değişmişsinizdir. Bu değişim duygusu hislerinizin de değişmesine neden olur. Bu hislerin neler olduğunu belirlemek önemlidir.)
- Sıcak kumların üzerinde özgürce güneşlenebilmek, nasıl bir his uyandırırdı?

Kilo vermek, sağlıklı bir bedene sahip olmak ve bunu değiştirebilmek yaşam tarzı değişikliği ile mümkün olur. Bu sadece yaptıklarınızın değişmesi ile yeterli olmaz. Düşüncelerinizde de neleri değiştirmeniz gerektiğini bulmanız gerekir. Yoksa aynı düşünceler size aynı sonuçları getirecektir. Farkın ne olduğunu bilinçaltı düzeyde yakalamak gerekir. O zaman bedeniniz ve zihniniz değişim gerçekleştiğinde bunu bütün hücreleri ile hissedecektir. Yoksa sürekli boşu boşuna bir telaş içinde bulur kendisini.

Yukarıdaki uygulamaları her akşam yatmadan önce tekrarlayın ve gün içerisinde aklınıza her geldiği anda bu çalışmaları yapın. Değişmiş siz olmanın ne demek olduğunu bol bol yaşayın.

Beyin Dalgaları

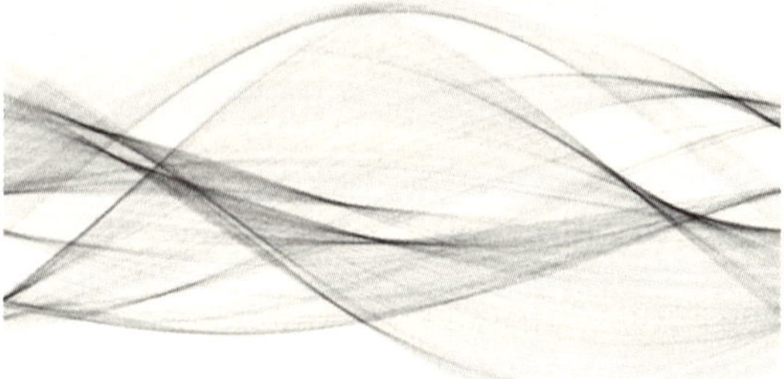

Beyin dalgalarını ölçen elektroansefalografi cihazı yardımıyla, insan beyninin temel olarak dört farklı dalga yaydığı gözlemlenmiştir. Uyanık durumdaki kişilerin beyni, bilinçli akıl olarak belirleyebileceğimiz korteks tabakasının etkin olduğu bu durumda, saniyede 14 atış civarında seyreden dalgalar yaymaktadır. Buna beta konumu denmektedir. Can sıkıntısı gibi durumlarda beta dalgasının arttığı kaydedilir. Alfa konumu ise, beynin saniyede 8 ila 13 atış yapan dalga boyuna verilen addır. Bu durum uykudan hemen önceki ve uyandıktan hemen sonraki anlarda ölçülen bir değerdir.

Alfa konumu; gevşeme durumlarında, alkollüyken, meditatif bir konumdayken yani bilinçli aklın minimum seviyede işlerlik gösterdiği durumlarda insan beyni bu dalgayı yaymaktadır. Beyni alfa konumunda olan kişilerin bilinçaltlarına ulaşmak, beta konumundakilere kıyasla mümkündür.

Theta dalga olarak adlandırılan ve saniyede 4 ila 7 atışa sahip beyin dalgası ise ilk uyku dönemine tekabül eder. Kalp ritmi yavaşlar, bilinç ya da korteks tabakası etkinliğini yitirmiştir. Delta dalgası ise saniyede 0,5 – 3,5 dalga boyuna sahip beyin durumudur ki bu tam bilinçsizlik konumudur. Bilinçaltının tümüyle açık olduğu bu durum derin uyku ve total anestezi durumunda görülür. Koma olarak da adlandırılan bu konumda nefes ve kalp ritmi en düşük seviyededir.

Trans olarak adlandırılan ve bilincin minimum seviyede ya da hiçbir işleve sahip olmadığı durum da kendi içinde hafif, orta ve derin olmak üzere kısımlara ayrılır. Ritim, trans yaratan güçlü bir araçtır. Aynı şekilde doğa da bunu sağlayabilir. Transın en çok kullanıldığı alan dinlerdir. İnsanların bilinçaltına ulaşmanın en kolay yolu transtan geçer.

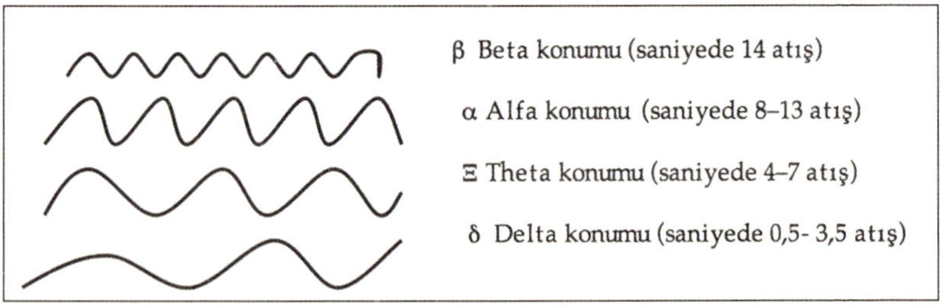

Beyin Dalgaları

İşte bu yüzden tüm uygulamaları gece yatmadan önce yapmanızı tavsiye ediyorum. Gece uykuya dalmadan önce alfa konumuna geçersiz. Bu konum bilinçaltınızla daha iyi bir iletişim kurmanızı sağlar ve gönderdiğiniz mesajlar çok daha iyi algılanır. Bu bölümde anlattığımız, kendinizi zayıflamış halde hayal ettiğiniz çalışmaları her akşam yatmadan önce mutlaka yapın.

Gün içinde de dalıp gittiğimiz zamanlar olur. İşte bu zaman dilimlerinde de alfa konumuna yakınızdır. Hayal kurmaya yatkın olduğunuz her an alfa konumuna geçebilirsiniz. Gün içinde de sık sık uygulamaları yapın.

Genellikle en güzel anlar otobüste ve metroda dalgınca gittiğimiz zaman dilimleridir. İnsanlara dikkat edin herkes gözlerini bir tarafa sabitlemiş, düşüncelere dalmıştır. Hiç durmadan konuşan düşüncelerin içinde, seyahat ederler. İşte siz bu anlarınızı birer mucizeye dönüştürebilirsiniz. Bu tür zamanlar kendinizle iletişime geçmek için harika birer fırsattır.

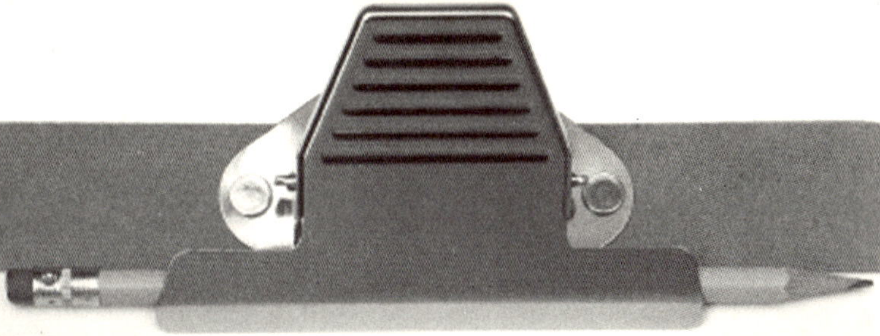

UYGULAMA:

Evet! Gerçekten Zayıflamak İstiyorum!

1. Deli misiniz? Niçin zihninizle konuşuyorsunuz? Bunu hemen bırakın!
2. Zihniniz kelimelerle değil bir çocuk gibi hayallerle çalışır. Telkinlerde bulunmak yerine, kendinizi olmak istediğiniz (ve elbette olacağınız) kişi gibi görün.
3. Eğer bu zihnimizle birer bebek olsaydık asla yürümeyi başaramazdık. Her düşüşümüzü bir yenilgi olarak kabul ederdik. Bir bebek ne kadar düşerse düşsün asla yürüyemeyeceğini düşünmez.
4. Hayallerinizi başkaları ile paylaşmayın. Şu an olumsuz yorumlara ihtiyacınız yok.
5. Unutmayın bedeniniz şeker istiyorsa bir miktar kuru üzüm de sizi mutlu edecektir. Tatlı aşerdiğiniz durumlarda bir miktar kuru meyva ile kendinizi test edin. Böylece, tatlı isteyen bedeniniz mi, zihniniz mi, görün.
6. Tekrarlı bir şekilde düşündüğünüz her şey gerçekleşir. O zaman neleri düşünmek isterdiniz? Buna biraz zaman zaman ayırın.

7. Hayalini kurduğunuz düşünce, size büyük bir keyif versin. Hayalinizi gerçekleştirmek için geri kalanını beyniniz halledecektir.

8. Eğer kurduğunuz hayal sizi keyiflendirmiyorsa, o zaman doğru hayali kurmuyorsunuz demektir.

9. Bu çalışmalar için, illa ki sessiz bir ortama ihtiyacınız yok. Bunları otobüste giderken bile yapabilirsiniz. Belki de otobüste yüzünde gülümseme olan tek insan siz olacaksınız. Gülümseyen ikinci bir insan varsa bu kitabı o da okumuştur ☺.

10. Evinizde boy aynası yoksa, bir tane boy aynası alın.

3. Bölüm

Hayal Gücü Bilgiden Önemlidir

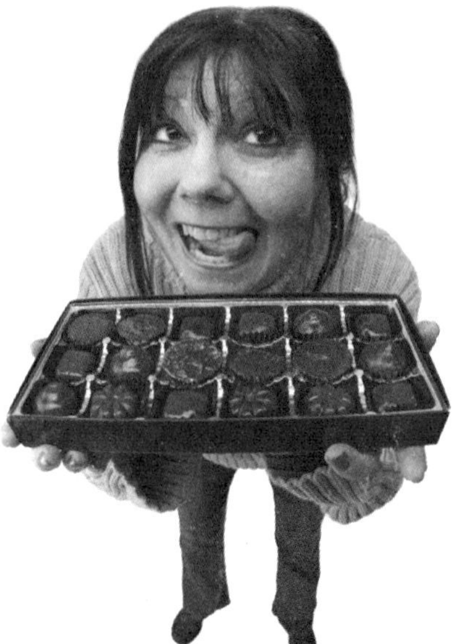

Zihnimiz Şizofren mi?

Zihnimiz gerçekle hayali ayırt edemez!

Hadi canım oradan, ben gayet net ayırt edebiliyorum diyebilirsiniz. Ne gerçek ne hayal farkındayım. Farkında olmasam, ateşin içine elimi sokar, hareket eden araçların önüne atlardım diyebilirsiniz. Ama zihin için işler pek de düşündüğünüz gibi gitmiyor. Beyniniz için gerçekle hayal arasında pek bir fark yoktur.

Yapılan tüm çalışmalar aynı ortak görüşte. Zihninizde bir şeyi düşündüğünüzde ya da hayal ettiğinizde, o şeyi yaparken hangi nöron ağları ateşleniyorsa aynı nöron ağları ateşleniyor. Yani diyelim ki, elimizdeki kalemi gözümüzün önüne koyduk. Bu bizim için gerçek. Kaleme baktığımızda zihnimizin bazı nöron grupları aktive oluyor.

Şöyle düşünebilirsiniz: Kaleme baktığınızda beyninizdeki apartmanın belirli dairelerinin ışıkları yanıyor. Tıpkı zihnimizde bazı nöron gruplarının aktive olması gibi. Eğer yemek masasındaysak ve yemek yemek üzereysek, yiyecekleri görür, kokularını duyarız ve ardından zihnimiz buna bir tepki verir. Ağzımız sulanır, midemiz çalışmaya başlar.

Buraya kadar her şey bildiğiniz gibi; ama diyelim ki ortada kalem filan yok ve siz olmayan kalemi zihninizde canlandırdığınızda, tekrar zihnin aynı bölgesi aktive oluyor. Yani aynı nöron ağları ateşlenmeye başlıyor. Bu tıpkı, apartman örneğinde olduğu gibi işliyor. Apartmanda bazı daireler, gündüz olduğu halde ışıklarını yakıyorlar.

Biz bir yiyecek maddesini düşündüğümüz zaman da aynı nöron ağlarını aktif hale getiriyoruz. Bedenimiz, bu yiyecek maddesi varmış gibi tepkide bulunuyor. Araştırmalar bize şunu gösteriyor: Beyin için gerçek ya da hayal diye bir şey yoktur. Aynı cismi görmek ya da onu güçlü bir şekilde canlandırmak aynı sonuçları yaratıyor ve aynı nöron gruplarını harekete geçiriyor.

Tıpkı, size limonu hayal ettirdiğimde olduğu gibi tükürük bezleriniz çalışıyor ve zihninize gereken sinyaller gidiyor.

Gerilim filmi izlediğinizde de aynı şey olur ve zihniniz bunu gerçek zanneder. Bir anda bedeninizdeki tüm kasların kasıldığını, kalp ritmimizin arttığını ve hızlı hızlı nefes alıp verdiğinizi fark edersiniz. Sizi kovalayan bir cani yoktur ama beyniniz için durum hiç de öyle değildir. O, içinde olduğu durum karşısında hayatta kalmaya çalışır. O an hangi kimyasal gerekliyse bunu kana salgılayıverir.

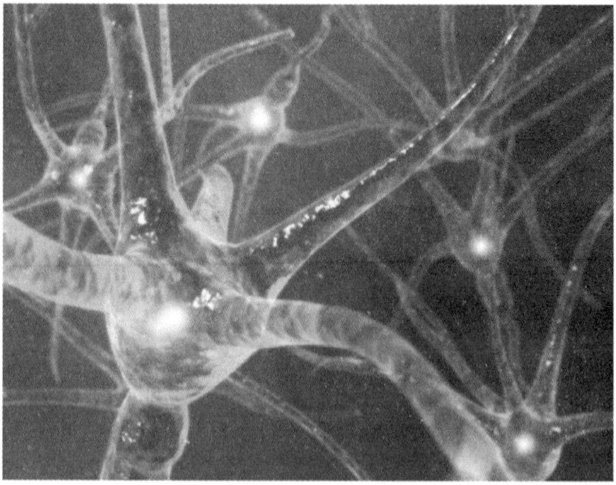

(NÖRON) 1: Gerçekte var olan bir nesne ya da olay karşısında nöron ağlarından geçen kimyasal tepkime.

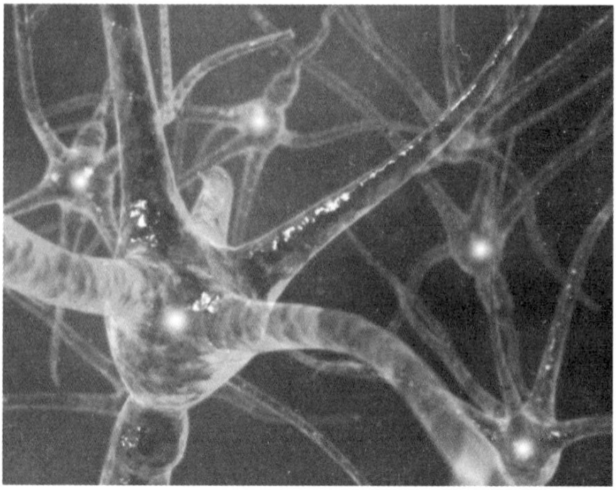

(NÖRON) 2: Nesne olay ya da durumu düşündüğümüz zaman yine aynı nöronlardan geçen kimyasal tepkime.

Bu resimlerde temsili olarak, her iki durumda da aynı nöron ağlarından aynı kimyasal tepkimenin geçtiğini görebilirsiniz.

İşte bunlar bize günlük hayatta bazı zorluk yaratıyor. Bu yüzden farkında olmadan kaçmak istediğimiz şeyleri, *istemeden* sürekli olarak zihnimizde canlandırmak, olumsuz sonuçlar doğuruyor.

Diyete her girdiğinizde yiyeceklerin yasak olduğunu düşünüyorsunuz ve normal bir güne oranla daha fazla yiyecek düşüncesi ile uğraşıyorsunuz. Bu durumda beyniniz onları gerçek zannediyor. Bu durumda da diğer günlere oranla bunları daha fazla tüketme ihtiyacı hissediyorsunuz.

Eminim ki, bir şeye yasak getirildiğinde onu yapma ihtiyacını daha fazla duyduğunuzu fark etmişsinizdir. Ya da sigarayı bırakıyorum artık içmeyeceğim dediğiniz gün, diğer günlere oranla daha fazla sigara tükettiğinizi... O günlerde garip bir şekilde canınız daha fazla sigara içmek ister. Diyet zamanlarında da durum aynıdır. Diğer günlere oranla daha fazla yemek istersiniz ve böylelikle iştahınız daha fazla açılır; çünkü istemeden diğer günlere oranla yemeyi daha fazla düşünmüşsünüzdür. Böylelikle yedikçe daha çok yer, yasak koydukça daha fazla tüketirsiniz. Sonuç, daha fazla şişmanlıktır. Bu da sizin daha çok şişmanlığı düşünmenize neden olur. Anlayacağınız çok büyük bir kısır döngü. İçine bir kez girdiniz mi sonuçları her geçen gün büyür; tıpkı bir kartopu gibi.

Yapılması gereken şey, döngüyü bir yerden kırıp düşünce sistemini değiştirmektir. Ama en azından böyle bir sistemin içinde olduğunuzu bilmek ve fark etmek bile size büyük bir gelişme sağlar. En azından yanlışlarınızı yapmayı kesmeniz bile sonuçları değiştirecektir.

Bu konuyla ilgili, yaptığınız yanlışları kısaca özetleyeceğim. Böylelikle daha sonra buna benzer bir yanlış yaptığınızda beyniniz sizi uyaracaktır. Önce farkındalık, farkındalık...

Yanlışlar:

☹ İstemeden de olsa, zihninizde yasak olan yiyecek maddesini düşünmeniz.

☹ İstemeden de olsa, yasaklamak ve uzaklaşmak istediğiniz durumu zihninizde canlandırmanız. (Çikolata, kocaman bir göbek, şişman bir insan, tembel bir beden, sigara içmek vs...)

☹ Sürekli *yapmamanız* gerekenleri hayal etmek.

☹ Her konuda yasaklar koymanız. (Yasaklar yerine, yapılması gerekenler listesi yapabilirsiniz.)

Madem ki beyniniz gerçek ile hayali birbirinden ayıramıyor ve her iki durumda da birbirine benzer tepkiler veriyor o zaman niçin bunu kendi avantajınıza kullanmayasınız? İşte size, beyninizdeki nöron ağlarını doğru kullanmak için yapmanız gerekenler:

Doğrular:

☺ Yasak olanları değil, sadece yemek istediğiniz yiyecek maddelerini düşünün. (Ancak bunlar sağlıklı ve size yararlı besinler olsun. Mesela bir elma, bir dilim siyah çikolata, bir dilim çavdar ekmeği ve zeytin ezmesi ya da illa ki pasta yemek istiyorsanız o zaman küçük bir dilim pasta...)

☺ Zararlı, yemememiz gereken ama yine de yemek istediğiniz bir yiyecek maddesi varsa, o zaman onu yarım yediğinizi ve tatmin olduğunuzu düşünün. (Örneğin, bir büyük dilim pasta yerine, yarım dilim pasta; ya da yemeğin yanına salata değil de salatanın yanına küçük bir yemek gibi.)

☺ Yediklerinizin yarısını paylaştığınızı, yine de doyduğunuzu düşünün. (Paylaşılan şeylerin arttığı söylenir. O nedenle sevdiğiniz bir şeyi niçin sevdiğiniz bir insanla paylaşmayasınız? Bir dilim pastayı iki kişi yemek daha güzel olmaz mı?)

☺ Koştuğunuzu hayal edin. (Yüzünüzde ılık bahar rüzgarını hissedin. Bedeniniz her adımınızda canlansın. Kaslarınızın mutlulukla esnediğini farkedin.)

☺ Yüzdüğünüzü hayal edin. (Bir önceki yaz, suyun bedeninizi kavradığını ve nasıl canlandığını hayal edin. Suyun bedeninizi zahmetsizce taşıdığını ve kulaç atarken içinize yayılan mutluluğu hissedin.)

☺ Kontrollü, disiplinli ve iradeli olduğunuzu hayal edin.

Bu örnekleri daha fazla artırabiliriz. Sizler kendi ihtiyacınız doğrultusunda, yoğunlaşmak istediğiniz durum ya da olay karşısında, gereken senaryoyu yaratabilirsiniz. Önemli olan eksik tarafınıza değil, yaratmak istediğiniz duruma yoğunlaşmaktır.

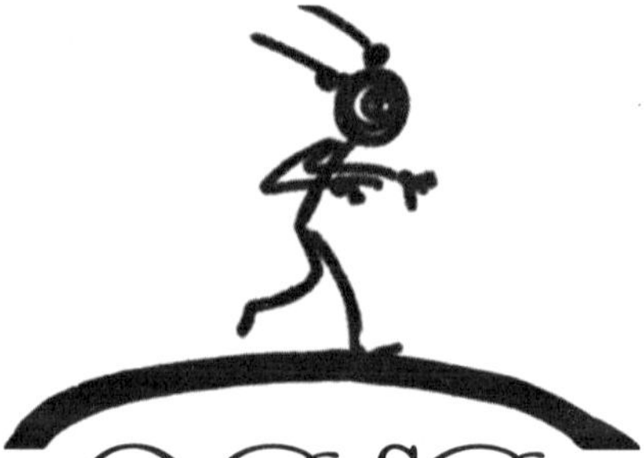

NASA Programı

Yapılan tüm çalışmalar ortak görüşte: Zihninizde bir şeyi düşündüğünüzde beyninizdeki ve bedeninizdeki kimyasallar, tıpkı onu gerçekten yapıyormuşsunuz gibi harekete geçiyor.

Zihninizin gerçekle hayali ayırt edemediğini söyledik; çünkü her iki durumda da aynı nöron grupları aktive olacak ve zihin olmayan şeyi varmış gibi kabul edip gerekli tepkimeleri ortaya çıkartacak demiştik. Yani gerektiği yerde tükürük bezleri, ter bezleri, gerektiği yerde endorfin, adrenalin hormonunu salgılayacak.

Eğer bu konuyla ilgili anlattıklarımı tam olarak anladıysanız ve durumun böyle olduğunu idrak ettiyseniz, zihninizde bazı sorular sormaya başlamış olmalısınız:

“Zihnim madem ki gerçek ile hayali ayırt edemiyor, o zaman zihnimde koştuğumu düşünmek kaslarımı çalıştıracak mı?”

"Daha da inceldiğimi düşünmek, yağlarımı eritecek mi?"

"Zihnimde yemek yiyerek kendimi daha tok hissedebilir miyim?"

Uzaya giden astronotlar, aylarca uzay boşluğunda yaşamaktadırlar. Gizemleri su yüzüne çıkarmak, uzayın sonsuz bilgisini keşfetmek için, uzun bir süre uzay boşluğunda, yerçekimsiz bir ortamda kalırlar. Tüm bilimsel çalışmaları, deneyleri ve günlük aktiviteleri, bu boşluğun eğlenceli mekanında gerçekleştirirler. Ama dünyaya döndüklerinde onları bekleyen bir sorun vardır.

Beni çok keyiflendiren belgesel niteliğindeki çalışmalardan birinde, NASA programı anlatılmaktaydı. NASA programında, uzaya giden ve daha sonra dünyaya dönen astronotların yaşadığı zorluklar ve bu zorlukları aşma yöntemleri anlatılıyordu. Yerçekimi olmayan bir mekanda yaşayan astronotlar dünyaya döndükleri zaman yürüme, tutma, kavrama, hareket etme gibi becerilerinde ciddi problemler yaşamaktaydılar. Uzun süre yerçekimsiz bir ortamda yaşadıkları için, ciddi kas kayıpları gözlemleniyordu. Kaslarını uzun süre kullanamadıkları için, kasları tıpkı alçılı bir bacaktaki gibi, incelmekte ve zayıflamakta, dünyaya döndüklerinde de kaslarındaki güçsüzlük nedeniyle ciddi sorunlar ortaya çıkmaktaydı.

NASA bu soruna çözüm bulmak için kapsamlı araştırmalar yaptı. Ve sonunda *NASA programı* adı verilen, zihinsel bir teknik geliştirildi. Zihinlerinde koştuklarını düşünen astronotların bedenlerindeki kaslar, tıpkı gerçekten koşuyorlarmış gibi kasılmaktaydı! Böylelikle yerçekimi olmayan uzayda bile kaslarını koruyabileceklerdi. Bu amaçla, Olimpik spor ekipleri üzerinde bir araştırma yapıldı. Koşu sırasında bedenlerindeki kasların nasıl titreştiği tespit edildi. Koşuculardan, koşu sırasında ne yapıyorlarsa, aynısını zihinlerinde de yapmaları istendi. Atletler, zihinlerinde koştuklarını düşündüklerinde, kaslarının, koşarken olduğu gibi kasıldığı tespit edildi; çünkü hayal kurarken de aynı nöron ağları aktif hale geliyordu. Ardından gereken tepkime neyse, vücuda sinyaller halinde gönderiliyordu.

NASA, atletler üzerinde yaptığı bu araştırmalar sonucunda öğrendiklerini astronotlar üzerinde denedi. Böylelikle, uzay boşluğunda, yerçekiminden uzak olan astronotlar her gün düzenli olarak zihinlerinde koştuklarını düşündüler. Kasları koşuyormuş gibi kasıldı. Sonunda dünyaya döndüklerinde kas kayıpları en aza inmişti! Üstelik motor yeteneklerini, yani hareket etme becerilerini de maksimum seviyede korumayı başardılar.

Bir başka sportif çalışma da şöyledir: Sporcular zihinlerinde bir hareketi yapamadıklarını gördükleri zaman gerçekte de bu hareketi yapamadıkları tespit edilmiştir. Eğer bir jimnastikçi, hareketi tam olarak zihninde yapmayı başaramıyorsa o hareketi gerçekte yapmak da bir o kadar zor ve yıpratıcı olur. Aynı şekilde bir basketbolcu, zihninde potaya top atamadığını görüyorsa topu gerçekten atamaz.

Bir hareketi tam anlamıyla yapabilmek için sporcunun, o hareketi önce zihinde yaptığını görmesi gerekiyor. Eğer hareketi zihninde düzenli ve rahat bir şekilde yaptığını görebiliyorsa onu gerçekleştirme ihtimali çok yükseliyor. Tabii bunun için aynı zamanda düzenli antrenman da yapıyor olması gerekiyor.

Bilim adamları, bedensel hareketlerin hayal edilmesi sırasında beynin bir bölümünün uyarıldığını keşfetmişlerdir. Örneğin bir jimnastik sporcusu ters takla attığını pek çok kere beyninde canlandırarak, tek bir kasını bile oynatmadan kendisini bu harekete hazırlayabilir. Bu canlandırma antrenmanlarının sonucunda sporcuların hareketleri çok daha kolay yapabildikleri görülmüştür. Ayrıca bilim adamları zihinde canlandırılan spor hareketlerinin kasları güçlendirebileceğini de açıklamışlardır. Iowa Üniversitesi'nde yapılan bir araştırmada canlandırma yapan beynin, kaslara elektriksel sinyaller göndermesi nedeniyle kaslarda güçlenme görüldüğü tespit edilmiştir.

(BBC Human Mind, The Open University co-production, www.bbc.uk/science)

Zihninde canlandırma yolu ile ön egzersiz yapan bir sporcunun, hareketi gerçekleştirirken zorlanmamasının asıl nedeni beynindeki bilgi geçiş yerlerinin önceden hazır hale gelmesidir. Bedensel başarıyı sağlayan etken, beyinde yeterli geçiş noktasının oluşmasıdır. İlk başta zorlanılan bir hareketin bir müddet sonra otomatik hale gelmesi beyinde gerekli olan sinir geçiş yolunun oluşmasından kaynaklanmaktadır.

Zihinsel antrenmanın başarı üzerindeki rolünü tespit etmek için profesyonel basketbol takımı üzerinde bir çalışma yapıldı. Bu çalışmada bir profesyonel basketbol takımı kendi içinde 3 ayrı gruba ayrıldı. Yetenek, güç ve benzeri açılardan aralarında hiçbir fark yoktu. Zaten hepsi aynı takımın üyeleri ve aynı profesyonel ligde basketbol oynayan oyunculardı. 5 gün boyunca 3 farklı antrenman biçimi denenecekti. 5 günün sonunda, en fazla şut atan grubun hangisi olduğu tespit edilecekti.

Birinci grup 5 gün boyunca sadece şut attı.

İkinci grup 5 gün boyunca sadece zihninde şut attığını canlandırdı.

Üçüncü grup 5 gün boyunca hem şut attı hem de zihninde şut attığını hayal etti.

Ve 5 günün sonunda en başarılı grup tespit edildi. Makaleyi okurken, üçüncü grubun en başarılı grup olacağını düşünüyordum ama yanıldım. En başarılı grup, ikinci gruptu. Yani 5 gün boyunca sadece zihinlerinde şut attıklarını düşünen grup. Nedeni şöyleydi: Sadece zihinsel olarak antrenman yapan grup hiç hata yapmamıştı. Her seferinde, attıkları topların hepsi potaya girmişti; çünkü bütün şutlarını zihinlerinde atmışlardı.

Üçüncü grup, yani hem antrenman yapan hem de zihinsel olarak atış yaptığını düşünen grup ikinci oldu; çünkü gerçek anlamda attıkları şutların bir kısmı girmemişti. Bu da başarı payının düşmesine neden oldu.

Garip bir nokta vardı ve akla şu soru geliyordu: Madem öyle, o zaman sporcuların hiçbiri antrenman yapmasın ve sadece oturup düşünsün. Ama durum öyle değildi; çünkü atladığımız nokta, bunların zaten profesyonel basketbol oyuncuları olmasıydı. Çalışmanın çok kısa bir zaman dilimini kapsıyor olması bizleri yanıltıyordu; çünkü daha uzun bir zaman diliminde bu çalışma yapıldığında o zaman ikinci grup başarıyı elde ediyordu.

Yarışma öncesi bir süreç için en ideali buydu. Ama yine de zihinsel faktörün önemini bir kere daha kanıtlıyordu.

Bu konuda yapılan çarpıcı deneylerden biri de, psikolog Alan Richardson tarafından yürütülmüştür. Arizona basketbol takımı üzerinde yapılan bu çalışmada gerçekle canlandırma arasındaki fark incelendi. Araştırmanın sonucunda, grupların aynı miktarda enerji harcadıkları ve performanslarının hemen hemen eşit miktarda geliştiği bulundu.

Sanırım bunları neden anlattığımı fark etmişsinizdir. Konunun şişmanlıkla ilgili bağlantısını çözdüğünüzü tahmin ediyorum. Sizin de bir sporcudan farkınız olmadığına göre şimdi kendi durumumuza tekrar geri dönelim. Siz de tahmin edersiniz ki hem kötü hem de iyi haberlerim var.

Eğer zihninizde gerçekten zayıf halinizi canlandıramıyorsanız üzgünüm bunu fiziksel olarak gerçekleştirmeniz de zor olacaktır. Henüz zihniniz, zayıflayabileceğinizi düşünememiştir. Bu durumda şişman halinizden kurtulmayı nasıl becereceksiniz?

Bir spor merkezine gittiğinizi ve keyifle spor yaptığınızı zihninizde canlandıramıyorsanız, fiziksel olarak da böyle bir şey hissetmeniz çok güç olacaktır. Keyiften ziyade, sıkıntı ve stresi hissedeceksiniz. Spor salonuna, cezalandırılmış çocuklar gibi gideceksiniz. Sporun yarattığı endorfini de kaygılarınızla birlikte yok edeceksiniz.

Zihninizde doyamıyorsanız, gerçekte de doymayı beklemeyeceksiniz. Doysanız bile 5 dakika sonra açmış gibi hissedecek, şimdi ne yesem acaba diye düşünmeye başlayacaksınız. Henüz, zihninizde doymayı başaramıyorsanız, açlık sizin ana merkeziniz olmuş, değiştirmediğiniz sürece de olmaya devam edecektir.

Kocaman bir gülümsemeye ve sağlıkla ışıldayan bir cilde

sahip olduğunuzu hayal edemiyorsanız, yaşlanmak sizin için kaçınılmaz olacaktır. Zayıfladığınızda diri bir fiziğin sizin için imkansız olduğunu düşünüyor ve bunu canlandıramıyorsanız, o zaman sarkmış bir bedene sahip olacaksınız. Sağlıklı bir bedene sahip olmak için gerekli sinyalleri yayamadığınız gibi, spor yapmak için de gerekli motivasyonu yaratamayacaksınız. Bu sizin değil beyninizin görevi unutmayın... Allah'ın yarattığı bu mükemmelliği önce siz bileceksiniz.

Şimdi gelelim iyi haberlere... Madem elimizde böyle bir güç var o zaman bunu niçin kullanmayalım? Zihninizde koşabilir, fitleşebilir, cildinizdeki lekelerden kurtulabilirsiniz. Bırakın işin külfetli kısmını beyniniz yapsın. Bırakın motive olmanız için gerekli kimyasalları o salgılasın. Bırakın hayatın mutluluğu için gerekli salgılar kendiliğinden yayılsın. Ama öncesinde, siz bunu zihninizde yaşayın.

Zihninizde koşacağınız günler, inceleceğiniz zamanlar da olacak ama ondan önce neler yapabildiğinizi bir görelim. Haydi bir test yapalım. Bu testi geçerseniz, o zaman anlattıklarımı gerçekleştirmemeniz için de hiçbir neden yok demektir.

Ama oldu ki testi geçemediniz, o zaman çok da üzülmeyin. Evet gerekli sinyalleri gönderemiyorsunuz ve başarıya ulaşmak için de bazı eksikleriniz var demektir. Fakat bu testi bugün geçemeseniz bile, her gün denemeye devam ederseniz, en kısa sürede başardığınızı göreceksiniz. Bütün mesele beyninizdeki gerekli bağlantıların kurulmasıdır. Yani, geç de olsa her halükarda başaracaksınız.

Şimdi Sessiz Bir Yere Geçin

Şimdi sessiz bir yere geçin ve konsantre olmaya çalışın. Her sorudan sonra kendinize biraz zaman tanıyın ve söylediklerimi zihninizde canlandırmaya çalışın (görüntü, ses, his gibi…). İlk denemenizde başarılı olamazsanız tekrar deneyin. Önemli olan süre değil gerçekleştirebilmeniz.

Not: Yarım, eksik, anlık düşünceler bile başlangıç için iyidir. Yapamadım diye düşünmeyin. Zaten düşünce çok hızlı gerçekleşir. Zihninizde bir an bile canlandırmayı başarsanız yeterlidir; gerisi kendiliğinden gelecektir.

- Dümdüz, sıkı bir karına sahip olduğunuzu düşünün. Bir pantolan giymek için eğildiğinizi ve dümdüz bir karnınız olduğunu hayal edin. Ellerinizi, düz ve sıkı karnınızın üzerinde dolaştırdığınızı hissedin.
- Zihninizde incelmiş ve zayıflamış halinizi canlandırın.

🗝 Kendinizi iki beden küçük kıyafetlerin içinde görün(sizin için en ideal bedeni de düşünebilirsiniz).

🗝 Kendinizi, şık bir kıyafetin içinde, fit bir şekilde düşünün.

🗝 Kendinizi yemekten alıkoyamadığınız bir yiyecekle düşünün. Bu yiyeceği, gerektiği ölçülerde yediğinizi ve tatmin olduğunuzu hissedin, canlandırın.

🗝 Zayıfladıktan sonra, yüzünüzün ışıl ışıl, diri ve canlı olduğunu düşünün.

🗝 Spor yaptıktan sonra, üzerinizden büyük bir ağırlığın kalktığını, özgür olduğunuzu hissedin. Neşe içinde eve döndüğünüzü düşünün.

🏆 Yukarıdaki maddelerin hepsini çok net bir şekilde düşünmeyi başarabildiyseniz, canlandırma konusunda hiçbir sıkıntı yaşamadıysanız, canlandırırken içiniz kıpır kıpır ettiyse, kitapta anlatılmak istenenden çok daha fazlasını yapıyorsunuz demektir. Sadece doğru yönlendirme ve sisteme ihtiyacınız var. Kitaptaki tüm teknikleri düzenli ve güçlü bir şekilde uygulayın. Sonuçlar sizin için güzel olacaktır.

☺ Eğer maddelerin yarısını yapabildiyseniz, bu bile çok iyi bir başlangıçtır. Demek ki bir şeyleri doğru yapmaya başladınız. Yüzünüzü yanlıştan, doğruya çevirmeyi başardınız.

😐 Soruların üçte birini yapabildiyseniz, bugüne kadar şişmanlık konusunda neden zorlandığınızı da anlamışsınız demektir. Bu durum, daha önce, zihninizle doğru dürüst iletişime geçmediğinizi gösterir. Demek ki hep yanlış düşüncelere yoğunlaşmışsınız.

☹ Eğer yukarıdaki maddelerin hiç birini canlandırmayı başaramadıysanız, kitabı en baştan okuyun derim. Sanırım şişmanlık kaderiniz olmuş. Bugüne kadar sürekli negatife yoğunlaştığınız çok belli. Eminim zihninizde kilolu halinizi çok rahat canlandırırsınız. En azından, bugüne kadar neden onca çaba sarfedip bir türlü zayıflamayı başaramadığınızın cevabını öğrendiniz. Bundan sonra sizi güçlü bir zihin antrenmanı bekliyor. Üzgünüm ama diyet, spor, ilaç vs...den önce zihinsel çalışmalara yoğunlaşmanız gerekiyor.

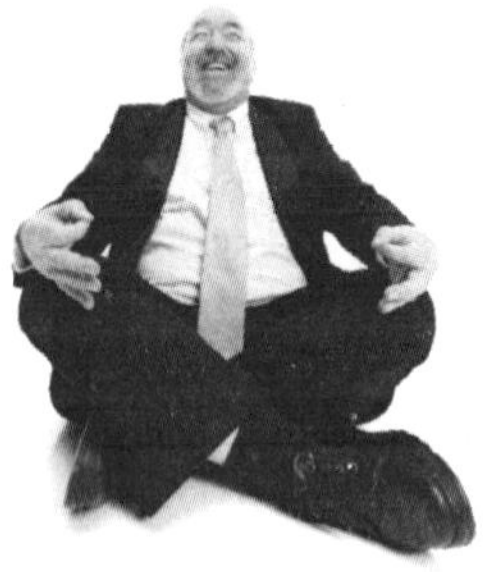

Pozitif Düşünce Diye Bir Şey Yoktur!

Sadece Düşünce Vardır ...

Pozitif düşünmek diye bir şey yoktur. Evet doğru duydunuz, pozitif düşünmek diye bir şey yoktur. Düşünce vardır! Bunun pozitif ve negatif etkileri vardır. Bugüne kadar okuduğunuz bütün kitaplar pozitif düşünceden bahsediyorlardı. Oysa pozitif düşünce ile pozitif niyeti birbirine karıştırmamalısınız; bu ikisi birbirinden çok farklı şeylerdir. Niyetiniz pozitif olabilir ama yarattığı etkiler pozitif olacak diye bir kural yoktur. Şişmanlıktan kurtulmak, göbeğinizi eritmek, cildinizdeki lekelerden uzaklaşmak, sigarayı bırakmak, depresyondan kurtulmak vs... tüm bunlar pozitif birer niyettir. Tabii ki herkes bunları değiştirmeyi ister ama size şu ana kadar bahsettiğim olumsuz yaklaşımlar, eğer sizin ana düşüncelerinizse, sonuçları da olumsuz olacaktır. Buraya kadar konuştuklarımıza yeniden bakın. Yoğunlaşılan durumlar, olması istenilen sonuçlar değil, kaçmaya çalışılan düşüncelerdir. Bunlara yoğunlaşan bir kişi esasında daha fazla şişmanlık, daha fazla depresyon, daha fazla yağlı hücre üretecektir. Kötü durumlardan uzaklaşmaya çalışmak, daha kötü durumlar yaratacaktır. Niyet pozitif olabilir ama düşünce modeli olarak sonuçları negatif olacaktır.

Kilo almak istemiyorum demek, pozitif bir niyet taşır ama yaratacağı sonuçlar bakımından negatiftir. Sigara içmek istememek, niyet bakımından pozitiftir ama size daha fazla sigara düşündürecektir ve daha fazla sigara içme isteği yaratacaktır.

Bu durumda yineliyorum; pozitif düşünce diye bir şey yoktur. Düşünce ve bu düşüncenin pozitif ve negatif sonuçları vardır. (Umarım anlatmaya çalıştığım şeyi anlatabilmişimdir.)

Peki aklımıza kötü, zararlı düşünceler geldiğinde onlardan nasıl kurtulacağız diye soruyor olabilirsiniz. Birçok öğrencimin ilk sorusu budur. O zaman kötü düşünceleri nasıl uzaklaştıracaksınız? Uzaklaştırmayacaksınız. Evet doğru duydunuz, uzaklaştırmayacaksınız; çünkü uzaklaştırmaya çalıştığınız her şeyi daha çok düşünürsünüz. Uzaklaştırmaya çalıştığınız şeyi daha çok düşünmek, fizyolojik olarak onu daha gerçek hale getirir. Kaçmak istediğiniz düşünce beyninizi daha çok meşgul eder. Sizi sinir eden düşüncelerden uzaklaşmaya çalıştıkça, daha çok sinirlenirsiniz. Bu tür düşünceler tıpkı elinize yapışan bir bant gibidir; elinizden atmaya çalıştıkça bir o elinize, sonra bir diğer elinize yapışır. Çırpındıkça, bataklıktaki balçık gibi sizi içine çeker.

O zaman iki seçeneğiniz var. Tekrar yineliyorum, iki seçeneğiniz var: Ya doğru sonuçlar yaratacak düşünceye yoğunlaşacaksınız ya da kötü sonuçlar yaratacak düşünceden kurtulmak için çaba harcayacaksınız. Ama unutmayın biri sonuçları daha kötüleştirecek, diğeri ise sizi sonuca götürecektir.

Eğer düşüncelerinizi kontrol edebiliyorsanız, zaten iki seçeneğin dışında bir üçüncü seçeneğiniz olacaktır. O da meditasyon halidir. Meditasyon halinde, endişe yoktur, korku yoktur, sadece içinde bulunduğunuz anda olmak vardır. Ama bu duruma gelebilmek için de gereken fiziksel ve zihinsel bütünlük anlarını deneyimlemiş olmanız gerekir.

Bu arada hatırlatmak istiyorum, kanserden korkmak demek sizi hemen kanserli yapmaz. Şişman birini görüp, endişelenmek sizi hemen şişmanlatmaz. Bunun için biraz zaman gerekir. Sürekli ve tekrarlı endişelenmek, kaygılanmak, korkmak gerekir. Neyse ki bir anda gerçekleşmez. Yoksa dünya daha da çekilmez bir hâl alırdı. Bırakın zararlı düşünce gelsin gitsin. Siz, yüzünüzü yararlı düşünceye çevirin.

Her gün mutsuzluk dolu, dram ağırlıklı diziler ve filmler izliyorsanız, hüzünlü şarkılar sizin kaçınılmaz keyiflerinizse, her gün birilerinin dertlerine ortak olup, onların sorunlarını dinliyorsanız, onlarla üzülüp onlarla ağlıyorsanız, zararlı düşüncelerle daha fazla muhattap olacaksınız.

Hele konu şişmanlık olduğunda, birileri sürekli bu işin ne

kadar zor olduğunu, yaşadığı zorlukları, isteseniz de o kadar kolay zayıflanamayacağını anlatacaktır. Her biri birer uzman, her biri birer zayıflama duayeni...

Amerika şamanları, bizim en büyük kara büyücülerimizin en yakınımızdaki insanlar olduğunu söylerler. En yakınımızdaki insanlar, bizden gelen bilgiyi güçlendirerek bize geri yansıtırlar. Siz eğer bu insanlara kilo ile ilgili sorununuz olduğunu ve bundan kurtulmanın neredeyse olanaksız olduğunu söyler ya da günlük davranışlarınızla onların kafasında bunu canlandırırsanız, sizin asla zayıflayamayacağınızı söyleyeceklerdir. Ardından bu geri besleme, sizin zayıflayamayacağınıza dair inancınızı daha da güçlendirir. Bu nedenle eğer zayıflama kararındaysanız, çevrenizdeki insanlarla bu konu üzerinde konuşmayın.

Size eski bir Uzakdoğu lafını hatırlatmak istiyorum: "Eğer bir gözünüzü ulaşmak istediğiniz hedefe dikerseniz, o hedefe ulaştıran yolu bulmak için geriye bir tek gözünüz kalır."

Eğer zihninizde karşıt düşünceler birbirleri ile çatışma halindeyse bu durumda arzu ettiğiniz sonuca ulaşmanız mümkün olmayacaktır. Bu nedenle kaygılarınızı bir yana bırakın ve gerçekte olmak istediğiniz insanı düşünün.

Öğrencilerimden birinin yaşadığı bir durumu sizlerle paylaşmak istiyorum.

Kızımın mezuniyet töreni için zayıflamak istiyordum. Mezuniyet törenine 1 ay gibi kısa bir süre kalmıştı. Bu süre içinde en az 6-7 kilo vermem gerekiyordu. Böylelikle istediğim kıyafeti giyebilecek ve kızım için ideal anne olmanın tadını yaşayabilecektim. Takıntılı bir şekilde zayıflamam gerektiğini düşünüyordum. Tek istediğim o kıyafetin içerisine girebilmekti. 3-4 gün sonra çok ateşli bir hastalığa yakalandım. Sürekli midem bulanıyor, kusuyor ve yatıyordum. Bir tür cesete döndüğümü ve böyle bir hastalığa nasıl yakalandığımı anlayamadığımı söyleyebilirim. Bu şekilde yaklaşık 5 kilo verdim. İğrenç bir ay geçirmiştim. Kızımla birlikte alışverişe bile gidemedik. Onun en heyecanlı ve telaşlı günlerinde onun yanında olmadım. Vaktimi yatarak geçirdim.

Mezuniyet töreni geldiğinde bitkin ve halsiz bir şekilde törene gitmiş. Evet istediği elbisenin içindeymiş ama o saatten sonra hiç bir şey umurunda olmamış.

Tek istediğim o gün mutlu olmaktı. Ama töreni bile zor izledim. İstediğim kıyafetin içindeydim ama hiç güzel görünmüyordum. Işıltı saçmak yerine sanki mikrop saçıyormuş gibi bir havam vardı. Bezgin yüzüme hangi makyajı yapsam beni güzel göstermeye yetmiyordu. Gözlerimin ışıltısını geri getirecek herhangi bir ürün yoktu. O günle ilgili hatırladığım tek şey elbisenin içinde berbat göründüğümdü.

Anlattıklarınızı dinledikten sonra anladım ki, zihnim benim kölemdi. Ne istersem sorgusuz sualsiz gerçekleştiriyordu; hem de neyin doğru neyin yanlış olduğu ile ilgilenmeden...

Tencerenin İçi mi, Dışı mı?

İç referanslı mısınız, dış referanslı mı? Kararlarınızı neye göre veriyorsunuz, başkalarının söyledikleri ile mi harekete geçiyorsunuz yoksa içsel kararlarınız yeterli oluyor mu?

Bir işe başlamadan önce sizi tetikleyen genellikle ne oluyor? Motivasyonunuzu bozan dış dünyanın kendisi mi yoksa siz misiniz?

Kaç kişi size zayıflayamayacağınızı söyledi..?

Aşağıda bir insanın neler yapabileceği ile ilgili duyduğum en güzel hikayelerden birini bulacaksınız:

Küçük bir kasabada, yıllardır yapılan bir yarışma varmış: Yağmur sonrası, kaygan zeminde zirveye tırmanma. Ama bilirlermiş ki yalnızca en çevik ve en güçlü olan bu zirveye tırmanabilirmiş. Kazanana bir yıl boyunca yetecek erzak ve para ödülü verilirmiş.

Kasabadan geçmekte olan yaşlıca bir adam ilanı okumuş. Ne kaybedebileceğini düşünüp yarışmaya katılmaya karar vermiş. Zirvenin eteğinde kalabalık bir halk yarışmanın başlamasını bekliyormuş. Yaşlıca adam gidip yarışmacıların arasına katılmış. Derken büyük bir coşku ile yarışma başlamış. Herkes aceleci bir şekilde yukarı tırmanıyormuş. Derken bir iki kişi aşağı yuvarlanmış. Diğerleri tırmanmaya devam ediyormuş.

Yuvarlanan kişiler de kalabalığın içersine katılıp daha yüksek sesle bağırıyorlarmış.

"Toprak çok kaygan, yukarıya tırmanmak neredeyse imkansız. Vazgeçin! Tırmanmak imkansız vazgeçin!"

Her yuvarlanan, daha fazla kalabalıklık oluşturup, işin zorluğundan bahsetmekten başka bir şey yapmıyormuş.

"Hey çok zor, geri dönün! Bir yerlerinizi inciteceksiniz, geri dönün!"

Yuvarlananların sayısı gittikçe artmaya başlamış. Zirveye tırmanan sadece 2 kişi kalmış. Biri bizim yaşlı ihtiyar diğeri de genç bir delikanlı. Derken delikanlı da aşağıya yuvarlanmış. Şaşkınlıkla yaşlı adamın sakin bir şekilde yukarıya tırmanmasını izliyorlarmış. "Nasıl olabilir ki? Bu imkansız!" diye düşünüyorlarmış. Herkes daha yüksek sesle inmesini yoksa öleceğini tekrarlıyormuş. Ama adam hiçbirine aldırış etmeden zirveye kolayca tırmanıvermiş. Herkes hayretler içinde kalmış. Kalabalığı büyük bir sessizlik sardıktan sonra, gürültülü bir alkış kopmuş.

Yaşlı adam aşağıya indiğinde koşarak yanına gitmişler. Bir kaç muhabir merakla adama sormuş.

"Aman Tanrım! Bunu nasıl başardınız? Sizin yaşınızda bir

adamın bunu başarması imkansız..."

.... (adamdan hiçbir ses çıkmamış.)

Muhabir sorusunu yinelemiş.

"Sizin yaşınızdaki bir adam, böyle zor bir yarışı kazanmayı nasıl başardı merak ediyoruz?"

.... (adamdan yine hiçbir ses çıkmamış.)

Kalabalık şaşkın bir halde adama bakarken, adam elleri ile işaret etmeye başlamış.

"SAĞIRIM BEN!"

Peki siz dış dünyaya karşı ne kadar sağırsınız?

İki kulağınızı da açmış, insanların ne söylediğini mi dinliyorsunuz? Bugüne kadar size neler söylediler, doymadınız mı bunlara? Bugüne kadar şişmanlığın kaderimiz olduğunu dinledik, kilo vermenin ne kadar zor olduğunu, çok istesek de başarmanın çok zor olduğunu, hayalimizde bir şeyleri canlandırmanın hayal kırıklığı ile sonlanacağını öğrendik.

Bugüne kadar hep en kötüyü düşünüp iyisi ile karşılaştığımızda mutlu olmamız gerektiğini öğrendik. Peki kaçınız sürekli yüzünüzü negatife çevirip pozitif şeyler elde etti? Kaçınız, şişmanlık benim kaderim derken bir anda zayıflayıverdi? Düşüncenin ve hayalimizde bir şeyleri canlandırmanın çocuk işi olduğu öğretildi bize. Çocukluk dönemini geçtiysen eğer ayaklarını yere sağlam basmalısın da dendi ama... Hayal kurmak, çocuklara göredir; öyle değil mi? Peki siz hiç ayaklarını yere sımsıkı bastığı halde kayıp düşen birini görmediniz mi? Bu hayatta kontrolün bizden bu kadar uzak olduğu bir dünyada, her şeyi kontrol edebilmek imkansız. En basit şeyler bile çoğu zaman bizim dışımızda gerçekleşiyorken, gelip geçici şu dünyada ne diye bu kadar büyük kontrol duygusu ile yaşıyoruz?

Dışarıdaki insanların ne söylediğine kulaklarınızı tıkayın. Bırakın içinizdeki ses doğruyu bulmanızı sağlasın. Bırakın başaramasanız bile, başaramayacağınızı bildiğinizden değil, doğru sistemi uygulamadığınızdan olsun bu başarısızlık. Dış dünya ne derse desin, siz içinizde değişim için büyük bir güç hissedin.

Bu beden size ait ve bir ömür boyu bu bedeni taşıyacak olan sizsiniz. Neler yaşadığınızı diğerleri bilemez. Dışarıdan vaaz vermesi her zaman kolaydır. Kararlarınızı değiştirmelerine izin vermeyin. Onlar bile farkında olmayabilir ama kendi egolarını tatmin etmek için sizi yolunuzdan döndürmelerine izin vermeyin. Sağır köylü gibi kim ne derse desin yolunuza devam edin.

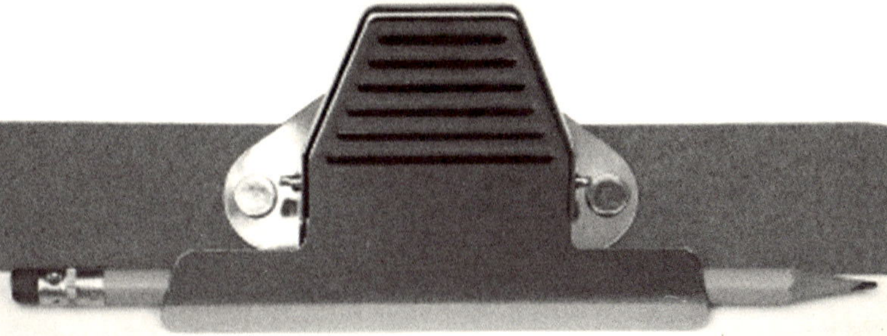

UYGULAMA:

Hayal ediyorum; öyleyse varım!

1. Zihnimiz, gerçek ile hayali ayırt edemez. Düzenli olarak hüzünlü film ve dizi izlemeyi; hüzünlü şarkılar dinlemeyi bırakın.
2. Arkadaşlarınızın, zayıflayamama hikayelerini dinlerken kendinizi kaptırmayın.
3. Yolda, sürekli olarak şişman insanlarla kendinizi kıyaslamayın.
4. Madem ki zihniniz gerçek ile hayali birbirinden ayırt edemiyor, kendinizi en mükemmel fizikte hayal edin.
5. Dergilerdeki hoş kadın ve erkek fotoğraflarını inceleyin.
6. Zihninizde koşun, yüzün, gülün; ama bunları gerçekte de yapmayı unutmayın.
7. Yine de bir şeyler yapmak için kendinizi çok zorlamayın. Beyniniz, siz hayal ettiğiniz sürece gerekli motivasyonu yaratacaktır.

4. Bölüm

Yemek mi,
Yememek mi?
İşte Bütün
Mesele
Bu!

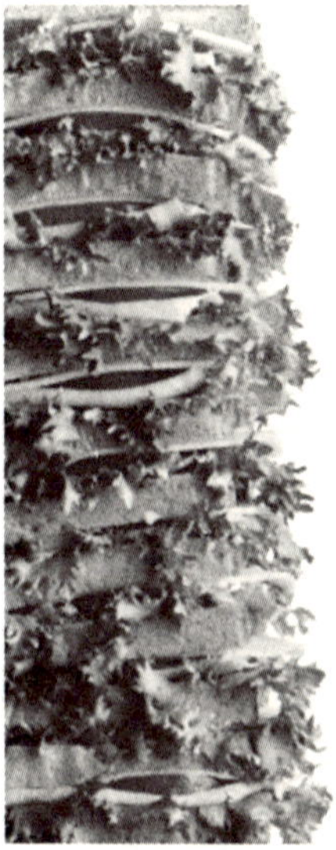

Ekmek Arası Dünya

Sanırım yemeklerle ilgili beklenen bölüme de geldik. Bu konuyu kitabın son kısımlarına saklamamın sebebi, çalışmaya şu anda yeni başlıyor olmamız. Yemeklerle ilgili muazzam bir dünyaya yeni adım atıyoruz. Bu bölüm aslında diğer kitabımın başlangıcı, yeni bir sürecin habercisi. Sizden istediğim, öncelikle tüm hatalarınızdan, yanlış inançlarınızdan, sürekli moralinizi bozan insanlardan, yanlış düşünce kalıplarından, tartıdan, yemek tabaklarından, gardrobunuzdaki kıyafetlerden kurtulmanız. Doğruyu yapmak istiyorsanız, yanlışı bırakacaksınız. Üstünüzdeki kabuktan sıyrılıp, işlenmeye hazır bir hamur haline geleceksiniz.

Buğdaydan ekmek olmaz, buğdayı una çevireceksiniz ki hamurunuz olsun, hamurunuz olsun ki ekmek yapabilesiniz. Ne olduğunuzu bilmek, ne olabileceğinizi bilmektir.

O yüzden bazı yanlışları düzeltmenizi, zihinsel olarak yaptığınız hataları fark etmenizi istedim. Bence iştahınızı kontrol etmekten çok daha önemli bir sorun vardı, o da düşüncelerinizi kontrol etmek. Bu kontrol sonrasında yemeklerle ilgili bölüme geçmek sizin için daha anlamlı olacaktır diye düşündüm.

Yemeklerin büyüleyici kokusu, tadı, lezzeti.... Haydi şimdi o muazzam dünyaya adım atalım.

Yemek mi Hata Yememek mi?

Ekmek Arası Dünya ...

Her şeyi yiyebilirim diyenlerden misiniz? Her şey bir yana yemek bir yana diyen bir grubun içinde mi yaşıyorsunuz. En nefret ettiğiniz şey diyet yapmak mı? Sanırım doğru yerdesiniz. Sanırım bu kitabı okuyan çoğu kişinin ortak buluştuğu noktadasınız.

Bir çok insan, yaşamını öğünler arası koşturmaca ile tamamlıyor. Yemek mi bir hata yoksa yememek mi? Galiba bu soruya tek yanıtım yok. Yemeğiniz kutsalsa yemeniz, değilse o zaman kutsamanız en doğru yanıt olacak. Yani, yiyeceklerinizin kutsallığını hissederek yemek.

Merak ediyorum; siz yemeklerin kutsallığı ile ilgileniyor musunuz, yoksa hayata tutunmaya çalışan sıradan bir canlı gibi sadece tüketip geçmeyi mi seçiyorsunuz? Bir hayvanın sadece acıktığı için ve doyacağı kadar öldürdüğünü hesaba katarsak, insanoğlunun doğaya ve yemek yemeğe verdiği kutsallık yok denecek kadar az.

Evet yemek yemenin kutsallığına değinmeden edemeyeceğim. Dualarla süslenmiş, kokularla bezenmiş, tatlarla donatılmış bir doğayı yok sayamayacağım. Yemek yemek benim için bir nevi meditasyon, bir nevi Allah'a yaptığım dua. Bu anlarda yemeden önce koklamak, onun ruhunu içime çekmek, ağzımda bıraktığı tadı hissetmek, yaprak hışırtıları ile büyümüş bir meyvenin öyküsünü dinlemek ve ağzımda bıraktığı o güzel duygu ile günümü geçirmek. Sanırım kutsal olanlardan biri de bu.

Yemek için yaşayanlar, yaşamak için yiyenler...

Öğrencilerim çoğu, şunu söyler: "Yasemin hanım biz yemek yemeğe bayılıyoruz. Hayatta en zevk aldığımız şeylerden biri yemek yemek." Açıklama yapmaya çalışırlar, sanki onları yemeklerden koparacakmışım gibi. Onları ne zaman yemek yerken gözlemlesem, durum beni hep şaşırtır. Gördüklerim ve duyduklarım karşısında büyük bir çelişkiye düşerim.

Bana yemek yemeyi sevdiğini söyleyenler, ilginçtir ki, yemekten nefret ediyormuş gibi davranırlar. Bunu bir türlü anlayamam. İnsan sevdiği birinin yanından ayrılmak istemez, zevk aldığı bir işi alelacele tamamlamaz, mutlu olduğu bir ortamdan paldır küldür gitmez. Peki nedir bu acelemizin sebebi? Nedir bu panik, yemeklerden kurtulmak istercesine onları ağza tıkıştırmak, bir an önce bitmesi için çaba göstermek? Hızlı hızlı boğulurcasına yiyip tüketmek..? Nefes almaya bile zaman bulamadan adeta yemekten kurtulmaya çalışmak..? Bir seferde yutmak..? Gördüklerim karşısında şaşkına düşerim. Pek çok insan mümkün olsa yediğini, eliyle midesine götürüp oraya bırakacak. İşte bunu anlamıyorum. Onun lezzetini daha fazla anlamak, onunla daha fazla vakit geçirmek, tadını çıkartmak varken, neden bu erken bitirişler?

Yediğiniz şeyin kokusunu duyumsayın. Ağzınızda bıraktığı tadı tekrar tekrar deneyimlemek için, bir seferde bitirmeyin. Önünüze çıkabilecek daha lezzetli bir şey için midenizde bir parça boşluk bırakın. Lezzet için yiyenlerdenseniz, tıka basa dolmuş bir mide, kocaman bir göbek, diğer yiyecekleri sindirememenin verdiği ağırlıkla keyif alamazsınız. *Bu ancak, beynini doyurmaya çalışanların çabasıdır. O zaman onun da bir tek çözümü var; o da boğazdan geçmez.*

Lezzet için yemek demek, her zaman midede bir öğünlük boş yer bırakmak demektir. Dua edebilmek için lezzeti hissetmek, toprağın sesini duyabilmek için beklemek demektir. Yediğinin yarısını başkası ile paylaşmak, makarnanın üzerindeki sosu hissetmek demektir. Simit çay için para denkleştirmeye çalışmak, sıcak ekmek kuyruğunda bekleyip, ekmeğin ucunu koparmak demektir. Hamburgerin içene sarımsaklı mayonezi sürebilmek için çaba göstermek, buzlu kahvenin içindeki naneyi hissetmek demektir. Kış akşamı havuzdan çıktıktan sonra, bedenindeki hafifliği, burnunda hâlâ klor kokusu varken, bu ânı sıcak bir şeylerle birleştirmek demektir. İki kişi bile olsa, birlikte ortaya bir şeyler söyleyip hepsinin azar azar tadına bakmak demektir.

Lezzet için yiyenlerdenseniz, tıka basa dolmuş bir mide, kocaman bir göbek, diğer yiyecekleri sindirememenin verdiği ağırlıkla keyif alamazsınız. Bu ancak, beynini doyurmaya çalışanların çabasıdır. O zaman onun da bir tek çözümü var: O da boğazdan geçmez.

Suç ve Ceza, Çikolata ve Pasta...

Diyetinizi başarıyla tamamladıysanız kendinizi neyle ödüllendiriliyorsunuz? Bir hafta aç kalmanın bedeli nedir? Bir hafta boğazınızı tutmanın mükafatı ne? Doktorunuzun koyduğu ödül nedir? Bir dilim pasta...? Çikolata...? Kek...?

Çikolatayı, bir hafta aç kalmanın **ödülü** olarak yediniz... Peki merak ediyorum, kilo vermek için çikolatayı hayatınızdan kaldırdığınız zaman ne olacak? O zaman da **ceza** mı olacak? Bir insan, hayatında azaltmaya çalıştığı şeyi neden daha sonra kendisine ödül olarak koyar ki? Bir ömür boyu kurtulamasın diye mi?

Beynimiz eşleşmelerle çalışır. İvan Petrovich Pavlov (1849-1936), şartlı refleksler üzerindeki çalışmalarıyla tanınan Rus fizyologdur. Ünlü köpek deneyi ile tanınır. Hayvanlar, özellikle de köpekler üzerinde yaptığı araştırmalarla Nobel tıp ödülü kazanmıştır. Ana konusu, koşullanma ve eşleştirmelerle zihnin nasıl çalıştığı ve bedenin nasıl tepki verdiğidir. Bunu kesinleştirmek üzere, herkesin bildiği köpek deneyine başlar: Pavlovun köpekleri...

Köpeklere zil sesiyle birlikte et verilmesinin şartlı refleks olduğunu ve öğrenildiğini kanıtlar. Hayvanlara zil sesiyle birlikte et verilmiş ve bu sırada tükürük bezlerinin nasıl istemsiz çalıştığı gözlemlenmiştir. Bir süre sonra et olmadan sadece zil sesini duyduklarında da tükürük bezleri çalışır. Yani köpek zil sesini duyduğunda sanki gerçekten et yiyormuş gibi tepki verir. Hayvanın ağzından salyalar akar. Bu konuyu çok iyi bildiğinizi tahmin ediyorum. Biraz sonra anlatacaklarımla yakın ilişkisi olduğu için tekrar hatırlatmak istedim.

Eşleştirme, ne muazzam bir durum. Zihin eşleştiriyor ve daha sonra bunu öğrenme yardımı ile kullanıyor. Peki siz diyetler sonrası koyduğunuz ödüllerle, zihninizde neyi eşleştiriyorsunuz.

"Bir hafta harika geçerse, aç kalmayı başarabilirsem, şu listedekilere uyabilirsem, kocaman bir dilim pasta yemeği hak edeceğim."

Ne üzücü ki bu hedefleri sadece siz değil, size kilo verdirmeye çalışan uzmanlarımız da yapıyor. Eğer bir haftanın ödülü olarak bir dilim tatlı ya da çikolata vs.. koyarsanız zihniniz onu ödül olarak algılayacaktır. Algılayacaktır yanlış kelime; zaten algılıyor. Zaten küçüklüğümüzden beri bunlar ödül olarak önümüze konmuyor mu? İyi bir karne, kocaman bir kucaklama, dedeyi iyi karşılamanın bedeli, doğum günü sürprizi vs. Tüm bunlar için çocuklarımızı, bizim içimizdeki çocuğu, çikolatalar, pastalar, şekerlerle ödüllendirmediler mi? Ödüllendirmedik mi?

Pavlovun köpeği bile öğrenirken, bizim beynimizin bu durumu öğrenmemesi çok komik olurdu. Kilo problemi yaşıyoruz ve hâlâ kendimizi tatlı ve çikolatalarla ödüllendiriyoruz. O zaman, bizim için bu kadar önemli olan ödülleri, hayatımızdan çıkardığımızda cezalandırılmış olacağız.

Bir çocuk yaramazlık yaptığında, onu sokaktan çağırıp odasına kapatıyorsanız oda onun için cezadır. (Öncesinde sokağa çıkmayı hep ödül olarak koymuşsunuzdur.)

Şişman birinin elinden çikolatasını alırsanız, bu cezadır; çünkü çikolata, daha önce hep ödül diye konmuştur. Sizler bilinçli aklınızla, sağlıklı bir yaşamın kapılarını aralamak istediğinizi söylersiniz. Sonra sağlıklı bir yaşam için, kocaman bir hafta başlar. Bilinciniz doğru yaptığınızı söylerken, bilinçaltınız niye cezalandırıldığını düşünür ve tıpkı bir çocuğun cezalandırıldığında hissettiği duyguları hissedersiniz. Özgürsünüzdür ama hiç bir şeyin tadı tuzu yoktur. Cezalı gibi hissetmek, yaradılışımızın kaçınılmaz sonucudur.

Doğal olarak ne zaman (özellikle de ödül olarak koyduğunuz) yemeklerle bağınızı kesseniz mutsuz olursunuz.

Hayatınızdan çıkartmak (ya da azaltmak) istediğiniz şeyi kesinlikle kendinize ödül diye sunmayın. Ben kendi öğrencilerime kötü bir hafta geçirdilerse şöyle derim: "Siz kilo vermek için gereken çalışmaları yapamadığınızı ve eğer bir cezayı hak etiğinizi düşünüyorsanız, o zaman bu hafta sonunu tatlı, hamur işi, çikolata abur cubur ne varsa yiyerek geçirin; çünkü, zayıflamanın hafifliğini hissetmeyi henüz hak etmemişsinizdir." Dolu bir göbeğin, şiş bir vücudun, kalorili yiyeceklerin ağırlığını hak ettiniz. Bir hafta bedeninize iyi davranmadınız. Ruhunuz işin içinde değildi. Kendinize madem acı çektirmeyi tercih ediyorsunuz, o zaman daha fazla çikolata yiyin. Size verebileceğim en büyük ceza, ağır ve yağlı yiyeceklerle sizi baş başa bırakmak.

Bedeniniz çöp tenekesi değil, uçmanın özgürlüğünü hissetmek istiyor. Sabah uyandığınızda, hâlâ ağzınızda dün akşam yediklerinizin ağır tadı varsa, bedeninize daha fazla nasıl işkence yapabilirsiniz ki? Sizce doymanın büyük ödülü bu mu? O zaman kendinizi hayat boyu cezalandırıyorsunuz demektir.

Boş bir karnın hafifliğini, aç olmanın güzelliğini, zayıf olmak için değil, yemeklerin lezzetini daha iyi algılamak için istiyorsunuzdur.

Evet, hayatınıza ödül diye koyduğunuz yiyecekler aslında gelecekteki cezalarınızdır. Onlarsız geçireceğiniz bir hayat ceza olacaksa onları ödül diye koymamalısınız. Benim ödül anlayışım, kazandığımda beni daha iyi bir noktaya taşıyacak duygulardır.

Eğer bedeniniz için bir ödül koymak istiyorsanız, bunlar gerçekten bedeniniz için olsun. Bilinçaltınızı tatmin etmekle uğraşmayın. İçinizdeki çocuk, çikolatasız bir hayat düşünemiyorsa, ne onu hayatınızdan tamamen çıkarın ne de ödül diye kabul edin. En azından bunlara daha fazla arzu duymanıza neden olacak bir durum yaratmayın. Ama gerçek niyetiniz bedeninizi ödüllendirmekse, o zaman ona hafifliğini hissettirin. Güzel bir masaja götürün örneğin. Bir detoks programına katılın. Bir termal havuzda yüzün. Sabahın erken saatlerinde temiz havayı içine çekmesine yardımcı olun. Doğanın içinde bir kahvaltı yaptırın. Ama lütfen, uzak durmaya çalıştığınız şeylerle ödüllendirmeyin.

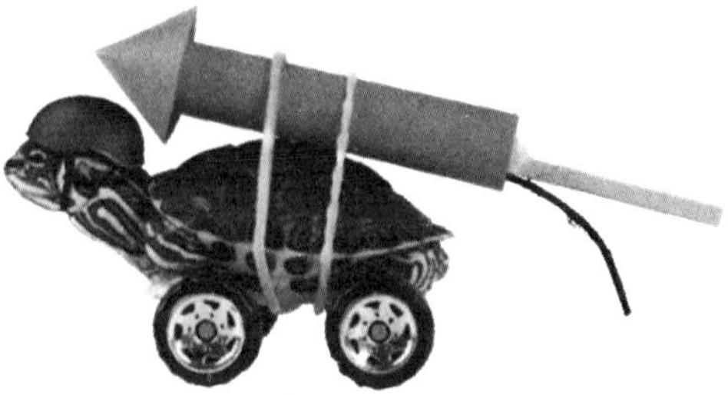

Geleceğe Dönüş...

Kemerlerinizi Bağlayın! Geçmişe Gidiyoruz!

Çocukken yaşadıklarınızın şimdiki hayatınızı nasıl etkilediğini daha önce hiç düşündünüz mü? Peki çocukken yaşadıklarınızın kilo almanızı etkilediğini biliyor musunuz? Eminim çoğunuz acaba benim bilinçaltımda ne var da bu kadar yemeklere düşkünüm diye düşünmüştür; ya da niye bu yanlışları yapıyorum diye...

Beynimiz eşleştirmelerle çalışır. Nesnelerle görüntüleri, nesnelerle duyguları birleştirir. Duygularla, kokuları.... Müzikle, yaşanılan olayları... Durmaksızın eşleştirme yapar. Yaşadığı dönemle mevsimi birleştirebilir. Depresyondayken dinlediğiniz müzikleri daha sonra duymak bile istemezsiniz.

Aynı şekilde, besinlerin de üzerimizde olumlu ve olumsuz etkileri vardır. Bunlar çocukluk döneminden itibaren başlar.

Öğrencilerimden biri çok ünlü bir şirketin genel müdürüydü. Fakat en büyük problemi, hızlı yemek yeme sorununa henüz bir çözüm bulamamış olmasıydı. Yavaş yemek yemesi gerektiğini çok iyi biliyordu, fakat buna rağmen kendisini hızlı yemek yemekten alıkoyamıyordu. Kendine sürekli yavaş yemesi gerektiğine dair telkinler veriyordu. Ama her ne oluyorsa yemeğe başladıktan bir iki dakika sonra verdiği telkinleri unutup eski hızında yemek yemeğe devam ediyordu. Hızlı yediğini fark ettiği anda zaten yemeğinin büyük bir kısmını bitirmiş oluyordu. Bu durumdan çok muzdaripti. Hele hele en kötü tarafı bir iş toplantısında konuşmaya dalıyor, önünde ne var ne yoksa silip süpürüyordu. Konuşmanın heyecanına kaptırıyordu kendisini. Sofrada herkesten önce yemekleri o bitiriyor, sonra diğerlerinin yemeklerini bitirmesini bekliyordu. Bu durum yeterince sıkıcı olmuştu. Hem bir kadın olarak hem de bir şirketin genel müdürü olarak bu şekilde davranmayı kendisine yakıştıramıyordu. Bu alışkanlığını değiştirmek için her türlü şeyi söylemişti kendisine.

"Yavaş yemelisin yoksa şişmanlayacaksın."

"Böyle hızlı yemeğe devam edersen miden yediklerini hazmedemeyecek."

"Bir kadın olarak bu kadar hızlı yemek yiyor olmak bana hiç yakışmıyor."

"Hiç zarif değilim."

"Küçücük bir çocuk gibi kafamı tabağa gömdüğümde çalışanlarımın önünde kötü bir duruma düşüyorum."

Ama bu söyledikleri bir kulağından giriyor ve diğer kulağından çıkıyordu. Mantığı söylenmesi gereken her şeyi söylemiş ama içi umursamamıştı bile. Sanırım çözüm içerde bir yerlerde olmalıydı. Kendisiyle yaptığımız çalışma sonrasında ikimizi de şaşırtan bir sonuç ortaya çıktı. Bütün her şey küçük bir çocukken başlamıştı.

Ben size çalışma sonrasında ortaya çıkan hikayeyi anlatmak istiyorum; sorunun kaynağını... (Bunu biraz hikayeleştirerek anlatacağım ki durum kafanızda daha iyi netleşsin).

Evde boya yapılıyordu. Her yer darmadağınıktı. Babamın çevresinde dolanıyor, boya yapabilmek için yalvarıyordum. Keyfim yerindeydi. Evde bir boyacı vardı ve sabahtan beri çalışıyordu. Annem arada çay getiriyor, minik molalarla boyaya ara veriyorduk. Duvarın küçük bir bölümünü benim boyamama izin vermişlerdi. Yüzümdeki boya lekeleri keyfimi daha da artırıyordu. Babam o gün işinden izin almıştı. Hep birlikte olmak keyifli bir duyguydu. Boyacıya uzaktan bakıyordum. Uzun boylu, orta yaşlı bir adamdı. Sessizce çalışıyordu. Babamın öğle tatilinde çarşıya inmesi gerekti. Bir şeyler almalıydı ama anlamadığım bir endişesi de vardı. Sonra eğildi ve bana şöyle dedi:

"Tatlım benim şimdi çıkmam gerekiyor, sana bir görev versem yapar mısın?"

"Tabii ki..."

"Bak şimdi; ben çarşıya kadar gideceğim. Senden istediğim boyacıyı takip etmen. Biraz sonra annen boyacıya yemek götürecek. Öğlen yemeği için mola verecek."

"Tamam."

"İşte sen bak bakalım boyacı yemeğini nasıl yiyor? Yavaş yavaş yiyorsa babacığına söyle. Oyalanıyor demektir. Ama yemeğini hızlı hızlı bitirip işinin başına dönüyorsa, adam gibi adamdır ve işini iyi yapıyor demektir. Yemekte oyalanmıyordur. Babacığının gözü arkada kalmasın. Sen bana neler olup bittiğini söylersin değil mi"

İşte o zaman küçük kız gereken mesajı almıştı. Yemekleri hızlı yemeliydi, hızlı yerse çalışkan olurdu. Adam gibi adam olurdu. Yoksa beş para etmezdi. Babası her şeyi bilirdi. Öyle diyorsa öyleydi. O yüzden kararını vermişti. Artık kendisi de bundan sonra hızlı yemek yiyecekti....

Büyüdü kocaman bir kadın oldu ve hâlâ sözünü tutuyor...☹

Başka bir öğrencimin de hızlı yeme sorunu vardı; ama onun hikayesi başkaydı.

Çocukken bir yatılı okula gönderilmiş. Hayatın en zor süreçlerinden birinde yatılı okulda okumanın ne demek olduğunu sanırım ancak yaşayan bilir. O da bu zor süreçlerinden birinde okul mücadelesi içine girmişti. Öğleden sonra okul boşaldığında, kıyafetlerini değiştiriyor, kitaplarını hazırlıyor ve akşam yapması gerekenler için programını yapıyordu. Yemekhaneye gidecek yemeğini yiyecek, sonra kütüphanede kendisine güzel bir yer bulup ödevlerini yapacaktı. Ödevlerini bitirdikten sonra yarının konularına ya da sınavlarına çalışacaktı. Sonra yatakhanede güzel bir sohbetin fena olmayacağını düşündü.

Yatılı okula alışılmaz ama 3 haftalık sürecin sonunda kendisini çok daha iyi hissediyordu. İki gün sonra önemli bir sınav vardı. Sınavda başarılı olması gerekiyordu. Yoksa tatilde ailesinin yanında ders çalışmak zorunda kalacaktı. O gün yine okul boşaldıktan sonra kıyafetlerini değiştirdi, kitaplarını hazırladı ve yemekhanenin yolunu tuttu. O gün şanslı günüydü; yemekte en sevdiği yiyecekler vardı: Patates ve köfte. Kendine güzel bir tabak aldı. En sonunda tabağın sonunu da ekmekle sıyırdı. Belki bir tabak daha yiyebilirdi. Nasıl olsa sıkı çalışması gerekiyordu. Bir tabak daha yemek için girişe yöneldi. Bugün yemekhane diğer günlere göre erken boşalmıştı; ama bu onu hiç ilgilendirmiyordu. En sevdiği yemekten bir tabak daha yiyebilmişti.

Sonra kütüphaneye doğru ilerledi. Alışık olmadığı bir uğultu vardı. İçeriye girdiğinde yüzünde derin bir şaşkınlık oldu. İçerisi hiç bu kadar kalabalık olmazdı. Kendisine oturacak yer bulamadı. Biraz şaşkın biraz da mutsuz bir halde yatakhaneye gitti. Yatağının üzerinde çalışmayı denedi. İçerideki konuşmalardan kendini alamıyor bir türlü dikkatini toplayamıyordu. Ertesi gün yarı uykusuz ve çalışamamış bir şekilde güne başladı. Akşam okul boşaldıktan sonra koşarak üstünü değiştirdi ve yemekhaneye gitti.

Hızlı yemek yemeliydi, eğer hızlı yemek yerse kütüphaneye gidebilir, istediği yere oturabilirdi. Sınavı geçmek, başarılı olmak istiyorsa hızlı yemek yemeliydi. O gün anladı ki, başarılı olmak hızlı yemek yemekten geçiyordu. O gün, kendisine kütüphanede yer buldu; ve sınavını geçmeyi başardı.

Ama o günden sonra başarılı olmakla hızlı yemeği eşleştirmişti. O gün böyle bir eşleşme yaptığını hatırlamıyordu bile; ama bilinçaltı bu olayı unutmamıştı. O gün kü eşleşme derinden yapılmıştı. Artık büyüdü bir öğretmen oldu ama hâlâ eve gittiğinde hızlı yemek yiyor. Yetişmesi gereken hiçbir yer yok. Halletmesi gereken ya da bitirmesi gereken ödevleri de yok. Ama çocukken yaptığı eşleşmeler sonucunda hâlâ hızlı yemek yiyor ve nedenini çözemiyor.

İçindeki çocuk sözünü tuttu başarılı olmak için hızlı yiyecekti ve sözünü hiç bozmadı.... ☹

Evde beş çocuktuk. Yemek yemek için yuvarlak bir masanın etrafına geçer beklerdik. Masa örtüsünü boğazımıza kadar çekerdik. Ortaya bir tencere ve bir kaşık gelirdi. O zamanlar o kadar çocuk için ayrı kaşık ve tabak çıkartmak sanırım delilik olurdu. Yiyecek yemeği zor bulurken sanırım ayrı tabak beklemek lüks olacaktı. Annem gelir beş çocuğun başına otururdu. Kocaman kaşık çorbanın içersine daldırılıverirdi. Ve koca bir parça ekmek. İnsanın ağzında kocaman bir ekmek varken çiğnemek yeterince zor oluyordu. Kardeşim her zaman benden daha hızlı yerdi. Gerçi o yemez doğrudan yutardı. Büyük ablam her zaman yemekleri ağzında oyalardı. Kaşık sırayla ağzımıza gelirdi. Bir sonraki tura kadar ağzımızdakini bitirmek zorundaydık. Bir arabanın tünelden geçmesi için hazırlanırdık. Kaşık geldiğinde ağzımız açık olmalıydı. Yoksa çorbanın sularının döküldüğü masa örtüsü annemi hiç de mutlu etmezdi. Döktüğümüzde sürekli söylenirdi.

"Kaşık sizin önünüze geldiğinde ağzınızdakini bitirmiş olmalısınız. Kim önce bitirirse onu daha çok seveceğim."

Büyük ablama her zaman kızardı, oynama şu yemekle bitir artık diye; ama ben kardeşim gibi olmak istiyordum. Keşke şu lokmalar daha küçük olsaydı da çiğnemek için vakit kaybetmeseydim. Yutmak en güzeli olurdu.

"Aferin benim oğluma nasıl da bitiriyor. Kim çabuk bitirse onu daha çok seveceğim."

O gün kardeşim kadar hızlı yemek yemeği başarmıştım. Ağızda biraz beklet iyice ıslansın sonra iki çiğne ve yut. İşte tüm formül buydu.

"Canım kızım benim, aferin sana. Bugün en çok seni seveceğim."

O gün aferini almıştım ve kendimle gurur duydum. Annem beni diğerlerinden daha çok seviyordu.

Bir mühendis oldu ve annesi hâlâ onu çok seviyor; ama neden yavaş yiyemediğini bir türlü bulamıyordu. Şimdi anladı: Sevilmek istiyorsa hızlı yemek yemeliydi.

İçindeki çocuk hâlâ sevgiyi kaybetmemek için tüm çalışmaları yapıyordu...☹

Herkesin hikayesi ayrı.....

Çocukken yaşadıklarımız tüm yönleri ile hayatımızı etkiliyor. Özellikle de beslenme biçimimizi. Bazen sevmediğimiz bir yemeğin kokusunu duyduğumuzda, omuzlarımızı silker yüzümüzü ekşitiriz. Bazen de hayatımızın tüm anlamı bir tabak yemekmiş gibi, yemek için dışarı çıkacak arkadaşlar ararız. Her birine ulaşmak için telefonun tuşlarını hızlı hızlı çeviririz. Biri müsait değilse bir diğerini ararız. Yemeğe çıkmalı, bir şeyler konuşmalı, hayatın en güzel anları paylaşılmalıdır.

Mutsuz olduğumuz zamanlarda modumuz başkadır. O zamanlar belki evde oturmak ve bir kutu çikolatanın içinde boğulmak isteriz. Pijamanın kaçınılmaz rahatlığı ile çikolatanın büyüsü birleşir. Oh ne güzeldir, koca bir kutuyu kucağınıza alıp içinden en lezzetlilerini seçmek. Belki de efkarı dağıtacak bir arkadaş gelir ve bir kahve ile kakao birleşir. Kahvenin kokusu bu zamanlarda ayrı güzeldir.

Bekli de bir kutlamadasınızdır. Bir doğum günü kutlaması. O zaman pijamalar çıkartılır. En güzel kıyafetler ve en çekici kokular sürülür. Doğum günü kocaman bir pasta olmadan olmaz. Acaba krokanlı mı olsun yoksa bol meyvalı mı? Yo yoo sadece çikolata parçalı bile olabilir. Belki de kalp şeklinde olmalı..? Sıcak bir gülümseme ve koca bir kutu kalp şeklinde pasta, sevginin en güzel göstergelerinden biridir. Arkadaşınız daha ne isteyebilir ki..?

Tüm hayatımız yemeklerin verdiği değerli anlarla geçer. Peki ne olup biter de bu değerli anlar bizi çileden çıkartan yeme krizlerine dönüşür. Hatta kopamadığımız bir yanımız olur. Maalesef onlar sadece masum yemekler değildir. Onlar aynı zamanda duygularımızla birleştirdiğimiz en güzel anılarımızdır. Onlar da tıpkı diğer hikayelerde olduğu gibi yeni hikayeler doğururlar. Onlar da zihnimizde eşleşirler. Tıpkı hızlı yemek yeme örneğinde olduğu gibi, yemeklerin de anlamı, zihnimizdeki eşleşmelerle ortaya çıkar.

Acaba çikolata ve pastanın bilinçaltında nasıl bir anlamı var da, bir avuç kuru üzüm, çikolatanın yerini doldurmuyor? Nasıl bir eşleşmeye yapmış olabiliriz?

Not: Tabii ki çikolatanın yadsınamaz bir gerçeği vardır: O da mutluluk hormonunu desteklediği. Ama bu, kendimizi kandıracağımız en güzel bahanedir. Uyuşturucular da sizi mutlu eder ama masum değillerdir. Tatlıları hangi anlamdan dolayı tükettiğinizi bulmanız gerekir. Yoksa yalancı çikolatanın, masum şahidi olursunuz.

İşin fizyolojisini yıllardır duyduğunuza eminim. Şimdi biraz da çocukluk zamanlarına inelim.

Bildiğim tüm doğum günleri pasta ile kutlanır ve bildiğim bütün yılbaşlarında pasta vardır. Bildiğim bütün kutlama ve törenlerde pasta baş köşededir. Aynı zamanda bildiğim bütün düğünlerde, gelin ve damadın yeminine şahitlik eden şey pasta olur. Düşünüyorum da bütün keyifli anlarımda, yapılan sürprizlerde, hediye aldığım anlarda ve en önemlisi bütün dostlarımın ve yanımda arkadaşlarımın olduğu o değerli günlerde pasta her şeye şahitlik etmiştir. Öylece bir kenarda durur ve en iyi dostunuzmuş gibi size göz kırpar. Sanırım en iyi dostumun bile kaçırdığı bazı kutlamalar olmuştur; ya da gelemediği törenler. Bazen arkadaşsız geçirdiğim yılbaşları da olmuştur ama pasta nasıl bir dostsa her zaman oradadır ve bana arkadaşlığı, dostluğu, eğlenceyi, süprizleri ve hediyeleri hatırlatır;

çünkü tüm bunlar varken mutlaka o da vardı. Zihnimin eşleşme yapmaması imkansız. Her keyifli anda o da oradaydı. Ve ne kadar uzun bir geçmişi var ki, çocukluğumdan beri tüm fotoğraf karelerinde yer aldı. Hatta doğumuma bile yetişti. Şimdi ben nasıl bu pastaya ihanet edebilirim ki?

Mutsuz olduğumda içimin neden çikolata istediğini düşünmeye sanırım çok da gerek yok. Cevap belli. Bütün güzel duygular eşittir, pasta, çikolata..vs..

Kendimi kötü hissettiğimde, elimin altında ulaşabileceğim en kestirme şey. Bazen değersiz hissedersiniz. Keşke güzel bir demet çiçek gelse ya da bir arkadaşınız size sürpriz yapsa diye geçirirsiniz içinizden. Ya mutsuz ve yalnız hissetiğiniz anlara ne demeli? Belki sizi mutlu edecek bir durumu hemen yaratamazsınız ama diğer karşıtı, eş değeri olan yiyecek her zaman elinizin altındadır.

Eşleşmeler tahmin ettiğinizden çok daha derin etkiler sizi. Bilinçaltının derinliklerine sızı verir; siz ne olduğunu anlamazsınız bile...

İşte deli gibi çikolata ve pastaya yumulmak istediğiniz o anlarda kendinize şu soruyu sorun:

"Şu an bu pasta yerine, tam olarak ne olsaydı bunu yemekten vazgeçerdim?"

Bunu dayanılmaz bir şekilde yeme istediği duyduğunuz tüm anlar ve tüm yiyecek maddeleri için yapın. "Şu an tam olarak ne yaşanıyor olsaydı, ne gerçekleşseydi, elimdekini yemekten vazgeçerdim?" Bu soruyu sorun. Sorduktan sonra aldığınız cevaplara bakın. Onlar o an gerçekleştirebileceğiniz durumlar mı yoksa uzak dilekler mi? Eğer bunlar o an yapabileceğiniz şeyler değilse soruyu tekrarlayın.

"Şu an yapabileceklerimin arasından ne olmuş olsaydı elimdekini yemeği keserdim? Değerli hissettirecek bir şeyler mi? Bir arkadaş sohbeti mi, özlediğiniz eski bir dost mu, beğenilmek mi, mutlu olmak mı..?"

Ardından bunları nasıl gerçekleştirebilirim diye sorun kendinize? Eğer cevabı bulur ve harekete geçerseniz bu isteğiniz kaybolacaktır. Daha önemlisi bunu birkaç kere yaptıktan sonra bu istek artık eski gücünü kaybedecektir.

Eğer yerine koyacak hiç bir şey bulamıyor ve yüzünüzdeki mutsuzluğu kaldıramıyorsanız, o zaman biraz daha yumuşak olmanın bir zararı yoktur. Ama yumuşaklığınız da daha sonra kendinize verdiğiniz bir ceza olmasın. Kendinizi ve bedeninizi aynı anda mutlu edin. Bir yerden kendinizi mutlu ederken diğer taraftan bedeninize ıstırap çektirmeyin. Unutmayın ki daha sonra o kiloları yakmak için neler çekiyorsunuz.

Şunu da unutmayın, açsanız yerine ne koysanız sizi tatmin etmez... ☺ Bu nedenle, bedeninizi doyuracak kadar yeyin.

Eğer Çocuklarınızın Gelecekte Obez Olmasını İstemiyorsanız...

Eğer çocuklarınızın gelecekte birer obez olmasını istemiyorsanız. Ödül ve cezalarınıza dikkat edin. Çocuğunuzun zihninin bulanıklaşmasına izin vermeyin. Onu kuşatan tüketim toplumunda, yanlış komutlar ve eşleşmeler yaratmayın.

Suç ve Ceza, Çikolata ve Pasta...

⦸ Çocuklarınızı, tatlı, çikolata, pasta, şekerleme vs.. ile ödüllendirmeyi kesin.

⦸ Kocaman bir öpücüğün ya da kucak dolusu sarılmanın karşılığı arkanızda, ellerinizin arasında saklanmış bir avuç şeker olmasın.

⦸ Uzun zamandır görmediğiniz, özlemle beklediğiniz kişileri görmenin müfakatı, cepte saklanan çikolatalar olmasın.

⦸ "Uslu dur bakalım, artık büyüdün." Büyümenin ödülü

koca bir kase dondurma olmasın.

⊘ Doğum günü pastaları, arkadaşlığın, birlikteliğin, hediyelerin, sürprizlerin vazgeçilmezi olmasın.

Ve unutmayın, içinizde hâlâ büyümeyi bekleyen bir çocuk var. Ödülün ve cezanın ne olduğunu, büyük ve çocuk kalmanın ne olduğunu, kilo mu vermesi yoksa aç mı kalması gerektiğini, bütün bunların ne demek olduğunu ayırt edemeyen bir çocuk... Öncelikle onu büyütmeye bakın. Ona bunların birer ödül olmadığını öğretin. İç dünyanızın bütün mesajları tutarlı olsun. Çikolata iyi bir şey mi yoksa kötü mü? İyi bir şeyse niye hayatınızdan çıkartıyorsunuz? Yok eğer kötü bir şeyse niye ödül olarak kullanıyorsunuz? Hayatınızda kalmaya değer olacak şeyler, ödülünüz olsun. İçinizdeki çocuğa ödül ve ceza kavramını tekrar öğretmeyi deneyin.

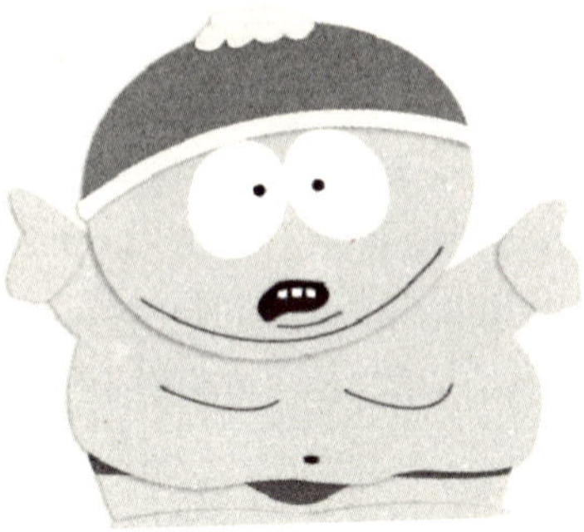

Gizemin İçerisindeki Güç...

3. Bölüm'de zihnin gerçekle hayali ayırt edemediğinden bahsetmiş ve konuyu ayrıntıları ile anlatmıştım. Bu bölümü okumadan önce, bilgilerinizi tazelemek amacıyla, 3. Bölüm'deki konuya tekrar bakabilirsiniz.

Beyin muazzam bir yapı. İnanılmaz bir işleyişi var. Henüz çözülmemiş bir sürü gizemi var; ama hiç düşündünüz mü, bir gün bu yapı da bize normal ve sıradan gelecek.

Düşünün ki, ilk çamaşır makinesi insanlar üzerinde ne kadar büyük bir etki yarattı. Daha önce kimse durumu dert etmeden çamaşırlarını elle yıkardı. Oysa çamaşır makinesi keşfedildikten sonra herkes onun kolaylığına ve rahatlığına alıştı. Şimdi çamaşır makinesinin olmadığı bir durumu hayal ederken bile zorlanıyoruz. Yemek yemek kadar doğal geliyor varlığı. Tıpkı elektrik gibi. Şu an elektriğin ne olduğunun farkında bile değiliz. Sadece varlığını biliyor ve kullanıyoruz. Elektriğin nasıl işlediği ile ilgilenmiyoruz. Bize kattığı yararlar bizi daha çok ilgilendiriyor. Varlığı bile yetiyor.

Beynimizi de böyle düşünüyorum. Ne muazzam diyoruz, ne kadar şaşırtıcı olduğunu düşünüyoruz. Tüm bunlar, onu henüz keşfedememiş olmamızdan. Tam olarak ne işe yaradığını bilmiyoruz. Bu konudaki en yaratıcı ifademiz olsa olsa düşünce gücü oluyor. Halbuki varlığımızın bir parçası olan, bizimle akış halinde olan, kolumuz bacağımızdan hiçbir farkı yok. Kolumuzdan ve bacağımız ne kadar mucizevi ise beynimiz de öyle... Halbuki tam olarak gizemini çözebilmiş olsak, onu da sıradan, hayatımızın bir parçası olarak kabul edecektik.

Okurlarımla daha iyi bir iletişim kurabilmek için, düşünce gücü kelimesini kullanıyorum. Fakat bunun bile bir güç değil bir bilinmeyen olduğunu biliyorum. Bilinmeyen, içinde her zaman, güç ve gizem barındırır. Her zaman şaşkınlık yaratacak bir yanı vardır. Bilinmeyeni, rastlantısal olarak yapmak güç kazandırır. Ama sistemini çözdüğünüzde güç olmaktan çıkar, akışa dönüşür. Jimnastikçilere hayran oluruz. Bunu nasıl yaptıklarını düşünür, yaptıkları hareketler karşısında şaşkınlığa düşeriz. Bu insanlar kemiksiz, yerçekimine karşı koyan yaratıklar mı acaba diye düşünmeden edemeyiz. Ama her şeyin bir açıklaması ve yöntemi var. Bir antrenör eşliğinde biraz çabayla, belirli hareketleri yapabilirsiniz. Şaşılacak bir durum olmadığını, işin içine girdiğinizde anlıyorsunuz. Beyninizi de böyle düşünmenizi istiyorum. Öğrenmek, geliştirmek, öğrenmek, geliştirmek...

Nasıl ki biraz egzersizle, bedeninizdeki herhangi bir adeleyi güçlendirip geliştirebiliyorsanız, beyninizi de aynı şekilde güçlendirebilirsiniz. Beyninizin de şekillenmeyi bekleyen bir tür kas olduğunu düşünebilirsiniz. Bu yüzden sizden ricam, kitaptaki bilgilerin, bir gün normal ve sıradan gelecek, hayatınızın akışı içinde doğal bir şekilde uygulayacağınız gerçekler olduğunu fark etmeniz. Unutmayın şaşırarak okuduğunuz satırları, acaba yazılanlar gerçekten doğru mu dediğiniz cümleleri, bir gün yapacak ve yaptığınızı bile fark etmeyeceksiniz.

Önce farkındalığınızı keşfedecek, sonra fark ettiğinizi bile fark etmeyeceksiniz.

Şimdi zihnimizde yemek yemenin, doymanın, hazmetmenin ne demek olduğunu görelim.

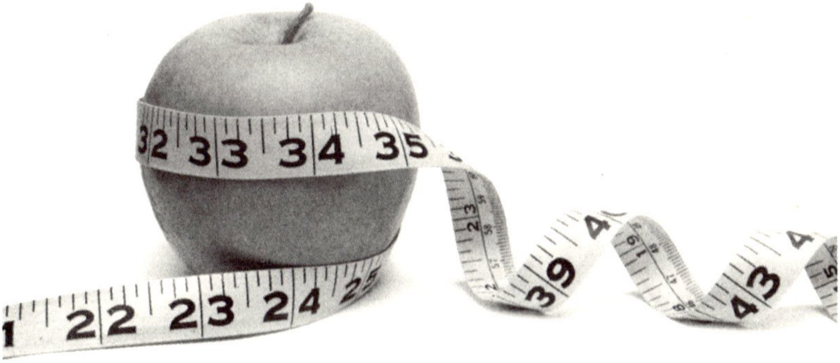

Diyet Yapmaktan Sıkıldınız mı?

Anlatmak istediklerimi bilimsel bir araştırmayla sizlere aktarmak istiyorum. Sanırım o zaman, neden bahsettiğimi çok daha iyi anlayacaksınız. Bu araştırma yemekler üzerindeki seçimlerimizi neye göre yaptığımızı belirlemektedir.

Beş yaş çocukları üzerinde yapılan araştırmaya göre yemek seçimlerimiz önceleri bedensel ihtiyaçlarımız doğrultusunda gerçekleşiyordu; fakat yaş ilerledikçe, büyüme süreci gerçekleştikçe, toplumsal öğretiler, yemek seçimimizde ön plana çıktı.

Beş yaş çocuklarının olduğu bir araştırmada, aynalı bir odanın içine büyük bir masa kuruldu. Bu masanın üzerine sebze, meyve, hamur işleri, kırmızı et, beyaz et, tatlılar vs... konuldu. Yani anlayacağınız, aklınıza gelebilecek her türlü besin, baharat, içecek ve mineraller konuldu. Aynalı odanın bir tarafında çocuklar diğer tarafında da veliler olacak şekilde ayarlama yapıldı. Velilerin olduğu odadan çocukların ne yaptığı net bir şekilde görülebiliyordu; fakat çocuklar ailelerini göremediği için tüm algıları yemekte olacaktı.

Yemeklerle donatılmış masanın olduğu odaya çocuklar alındı. Veliler çocuklarını dışarıdan seyrediyordu. Velilerin, çocuklarının ne yapacağını bilmeleri istendi. Her veli, çocuğunun büyük bir olasılıkla çikolata ve şekerlemelerin olduğu kısıma gideceğini söyledi; çünkü her birinin ortak görüşü aynıydı; çocuklar şekerlemeleri sever. Herkes şekerlemelere bayılır.

Fakat çocuklar beklenen tepkileri göstermedi! Beş yaşındaki çocukların yemeklerle ilgili algıları netleşmediği için çocuklar kendi içsel tepkilerine göre hareket etti. Çocukların bir kısmı çikolata ve tatlıya, bir kısmı sebzelere, bir kısmı balık ve kırmızı ete yöneldi. Çocuklardan beklenmedik hareketler gözleniyordu. Bir kısmı kerevizi kemiriyor, bir kısmı çevizin içini çıkarmaya çalışıyordu. Hatta içlerinde raşitizm hastalığına sahip bir çocuk balık yağı kapsüllerini yalıyordu. Bu, inanılmazdı... Raşitizm hastalığına sahip bir çocuk, kendi hastalığı için gerekli olan besini nereden bilebilirdi ki?

Bunun tek bir açıklaması vardı: Bizler dünyaya gelirken mükemmel bir donanımla geliyoruz. Bedenimiz, beynimiz ve ruhumuz bu dünyada ne yapması gerektiğini çok iyi biliyor. Hatta ne yemesi gerektiğini de. Yaradan her şeyi en ince ayrıntısına kadar düşünmüş. Bir insanın hayatta en mükemmel şekilde kalabilmesi için gerekli olan tüm donanımı iç dünyamıza vermiş. Öyle olmasaydı, ilk insan yaşamak için gerekli eğitimi ve becerisi olmadan çoğalamazdı. Bir düşünsenize, ilk çağlar... Bilim ve teknolojinin bize destek sağlamadığı tehlikeli bir dünyada bir avuç insan... Ne yapardınız, ne yerdiniz? Nerede uyurdunuz? Bunların hepsini nasıl yapardınız? Soracak hiç kimseniz, danışacak hiçbir merkeziniz olmazdı. Zaten olmamış da ama bu günlere gelmeyi başarmışız. Bunun en güzel açıklaması, mucizenin ta kendisinin biz olması.

Biz dünyaya gelirken, bir yerlerimize sıkıştırılmış bir kağıt parçası, bir kullanım kılavuzu yok ne yazık ki.

'Sevgili Yasemin... Bu kağıtta, bundan sonraki yaşamında yemen gerekenlerin listesini bulacaksın. Bunları koluna iliştiriyorum...'

Kimse size ne yemeniz gerektiğini anlatan bir kağıt bırakmadı. Tıpkı arılara bırakmadığı gibi. Herkes, doğduğunda kaybettiği kağıdı arıyor. Böyle bir kağıt böyle bir diyet reçetesi hiçbir zaman size iliştirilmedi. Siz, kendi yaşam potansiyelinizle bu dünyaya geldiniz.

Bir arı dünyaya gelir ve ne yapması gerektiğini çok iyi bilir. Hangi çiçekte en iyi polenin olduğu, hatta bu polenleri toplaması gerektiği, bunlardan bir kovan yapıp içersini balla doldurması gerektiğini kimse onlara söylemedi. Bir arının mucizevi dansına şahit olmuşsanız, sanırım ne demek istediğimi çoktan anlamışsınızdır. Kimse ona hangi çiceğin, hangi ürünle dolu olduğunu söylememiştir. Tıpkı bize de söylemedikleri gibi... güdüler bizim en mükemmel tarafımızdır.

Peki keçilere ne demeli? Keçiler doğadaki her türlü otu yer. Biliyor musunuz dokunmadığı bir bitki vardır: O da tütün. Bir keçi nereden bilsin tütünün içindeki maddeleri? Ve nerden bilsin tütünün ona zarar verebileceğini? Bir keçi bilinçli aklıyla bunu bilemez. Ancak mucizenin ta kendisini dinlediyse, bu sorunun gerçek cevabını bulur. Cevap içindedir. Aradığı tüm cevaplar içindedir.

Peki sorarım size, siz bu dünyada bir arı, bir keçi gibi mi hareket ediyorsunuz? Yoksa beynine bazı bilgiler yüklenmiş bir bilgisayar gibi mi? Ne yemeniz gerektiğini hiç içinize soruyor musunuz? Onunla konuşuyor musunuz? Yoksa sürekli birilerinden duyduğunuz bilgilerle bedeninizi mi yoruyorsunuz?

Başka kağıtlarda yazılı besinleri, bedeninize sıkıştırma ve zorlama sürecini çoktan bırakmalısınız. Kendi mantığınız dahil hiç kimse sizin tam olarak ne zaman neye ihtiyacınız olduğunu bilemez. Siz bile bilemezsiniz. Mantığınızla yemek yemeyi kesmelisiniz.

'Bu aralar kalsiyum almadım, şimdi almalıyım.'

'İki gündür karbonhidrat tükettim, bu gün biraz protein alayım.'

'Mutlu olmayı hak ettim, dur bir çikolata yiyeyim.'

'Uzun zamandır bitki çayı içmiyorum, bu kutuyu bitireyim.'

Böyle olmaz. Mantıkla bedene yükleme yapılmaz. Bu yüzden bir türlü doymuyorsunuz ve bu yüzden sürekli kilo alıyorsunuz. Yanlış besini yanlış değerlerde arıyorsunuz. Bedeninizin proteine ihtiyacı varken, karbonhidrat yüklemesi yapıyorsunuz.

Burada hemen bir not girmek istiyorum. Bir rahatsızlığınız varsa, ciddi bir şişmanlık problemi çekiyorsanız, doktor kontrolünde tedavi görmenin yanlış olduğundan bahsetmiyorum. Ya da sağlıklı beslenme üzerine aldığınız eğitimler ve danışmanlıkları da yanlış bulmuyorum. Üstüne üstelik üç günlük bir detoksu, sağlıklı beslenme üzerine alınan eğitim ve yönlendirmeleri tüm gönlümle destekliyorum.

Benim bahsettiğim, kendi kendinize koyduğunuz reçeteler, alınan katı diyet kağıtları, hangi saate ne yemenizi söyleyen bilgiler vs... yani sizi kalıba sokan her şey.

Bir arı olarak sizi bir seranın içerisine bıraksınlar ama siz istediğiniz çiçeği seçin. İstediğiniz saatte seçin. Birileri size çıkıp da, şu çiçekten, şu saate polen toplaman gerekiyor demesin. Serayı danışmanınız seçsin, çiçeği ise siz seçin.

Bedeniniz hangi çiçekten, ne zaman bal toplayacağını bilecektir.

Dereotundaki Kalsiyum Sütten Daha Fazla...

Evet doğru duydunuz. Dereotunun içindeki kalsiyum oranı sütten daha fazla. Kemik erimesi yaşayan bir çok kişi her gün kendine telkin verir: Bugün daha fazla süt içmeliyim çünkü kalsiyuma ihtiyacım var. Şimdi içiniz size bir tabak salata yemek istediğini söylerken, sizin ısrarla süt içmeye çalışmanız, bu durumda çok anlamsız. İçiniz doğru olanı biliyor; ne yemesi gerektiğini de. Ama siz ısrarla, mantığınızı dinlediğinizde, doğanın dansını kaçırırsınız. İşte tüm bu noktada dengeler sürekli bozulmaya başlıyor. Bedeniniz bir şey isterken siz başka bir şey yapıyorsunuz. Bu da yeme dengelerini bozuyor. Beden gerekli kalsiyumu depolamak için çok daha fazla süt tüketmeye başlıyor ve doğal olarak sütün içerisindeki yağı da her seferinde almış oluyorsunuz.

İşte bundan dolayı besinlerin içindeki değerleri tam alamıyoruz. Beden kendi dengelerini sağlamak için daha fazla yeme isteği duyuyor. Tabii bir de bunun üstüne zihninizin yaptığı psikolojik açlıklar devreye girdiğinde, kilo almak kaçınılmaz oluyor.

Biliyor musunuz en fazla süt tüketimi ABD'de ve dünyada en fazla kemik erimesi yine ABD'de görülüyor.

Sanırım ne demek istediğimi anladınız.

Zihin beden dengesini bulmak için öncelikle kendinize minik bir test yapın. Genellikle şu cümleyle çok karşılaşırım: "Benim bedenim sürekli çikolata ya da tatlı istiyor. Ben bu isteğin zihnimden değil bedenimden geldiğine eminim. Herhalde bedenimin çikolotaya ihtiyacı var!" Gerçekten böyle diyorsanız ve bu sorunun cevabını merak ediyorsanız kendinize bir hafta tanıyın ve bu sorunun cevabını öğrenin. Bir hafta boyunca her canınız tatlı istediğinde, çikolata ya da tatlı yerine bir avuç kuru üzüm yiyin. Bakalım ne kadar süre dayanabileceksiniz. Gerçi bir hafta bile uzun bir süre ama emin olun zihin için yiyenlerdenseniz 3 günün sonunda pes edersiniz. Bedeniniz istiyorsa kuru üzüm yemek de sizi mutlu edecektir. Ama zihninizde çikolata ya da tatlı vs. gibi gıdalara anlam yüklediyseniz, kuru üzüm yemek size sıkıcı gelecektir. Bu durumda kendinizi tatlı yiyormuş gibi hissetmeyeceksiniz. Büyük ihtimalle kuru üzüm yemek sizi tatmin etmeyecek. İşte o zaman anlayın ki, asıl amacınız kan şekerinizi yükseltmek değil. Demek ki, bedensel tatmin için değil, zihinsel tatmin için yiyenlerdensiniz.

Bir insan bedenindeki değerler için yemek yiyorsa, hele hele bu değerler düşmüşse altarnetifi olan her şeyi yemek isteyecektir. Karbonhidrat depolarınız boşalmışsa illa makarna yemek için beklemezsiniz. Ekmek de sizi yeterince mutlu eder. O an seçim yapmak yerine yediğiniz şeyin tadını çıkarırsınız.

İşte bu, bedenin aldığı hazdır.

Sanırım en lezzetlisi de beden için yemektir. İşte o zaman zaten ihtiyacınız olan şeyi tüketiyorsunuzdur ve bu yedikleriniz kilo yapmaz. Zaten bedenin o maddeyi kullanmaya ihtiyacı varsa bunu niçin depolasın ki? Kış uykusuna yatmak için mi? Onu gerekli merkezler için kullanır. Depolama yapabilmesi için, harcadığından daha fazlasını yüklemeniz gerekir; ya da gereksiz olan besinleri fazladan yüklediğinizde depolama yapar. Bedenin ihtiyacı için yiyorsanız o zaman depolama yapmasına gerek yoktur.

Kıtlık Bilinci

Ne Yesem Acaba ...?

Yemek yemenin anatomisi nedir? Peki ya zihinde yemek yemenin anatomisi nedir? Aradaki farktan biraz bahsedelim. Bahsedelim ki, beyin için mi yoksa mide için mi yediğinizi öğrenelim.

Eğer aç olan beyninizse (gözü aç olma terimi sanırım buradan gelmekte) o zaman sürekli midenizi doyurmaya çalışmanız anlamsızdır.

Mideyi doyurmak, kan şekerinizi artırır, protein, karbonhidrat, vitamin, mineral vs... depolarının dolmasını sağlar. Bedeninizin işlemesi için gerekli olan enerjiyi sağlar. Hastalıklarla mücadele edebilmenize yardımcı olur, hücrelerinizin yenilenmesini destekler. Merak etmeyin, beden ihtiyacı olan şeyi ısrarla ister; ama bakalım siz bedeninizin ihtiyacı için mi yiyorsunuz?

Eğer beyniniz açsa, dünyaları yeseniz doymazsınız. Tatlı, tuzlu, ekşi ne varsa tüketirsiniz ve hâlâ söylediğiniz tek bir cümle vardır: "Ne yesem acaba?" Tabii bunun iki nedeni vardır: Birincisi; beynin sürekli aç olduğunu düşünmesi. Bu da, sürekli diyet yapmaktan, yasaklar koymaktan, beyinde **kıtlık bilincinin** oluşmasındandır. Bugüne kadar kendinize sürekli sınırlar koydunuz, bedenin doğal dengesi yerine diyetler yapmayı seçtiniz. Doğal olarak, açlık ve kıtlık duygusu beyninize hakim oldu. Doymayacağını düşünen beyin, sürekli bir şeyler yemek istemeye başladı.

Ve ikincisi de...

...bilinçaltından kaynaklanan istekler. Çocukken, yemeklere verilen anlamlar ve bize yüklenen bilinçaltı mesajlarıdır.

Bu kitapta, bu nedenlerden birincisini göreceksiniz. Diğer nedeni ise, bir sonraki kitapta ayrıntıları ile anlatacağım.

Kıtlık Bilinci

Kıtlık bilinci, sürekli diyet yapmanın yan etkisi dediğim bir durumdur. Bedenin bir işleyişi, hayatını devam ettirebilmesi için bir çalışma prensibi vardır. Hayvanlar içgüdüsel olarak beslenirler. Kimse onlara ne yemesi ya da yememesi gerektiğini söylemez. Bedensel ihtiyaçlarına ve türünün özelliklerine göre yemek seçimini yaparlar. Kimse onlara neyin zararlı olduğunu söylemediği halde bunu bilirler. Keçiler her türlü otu yemelerine karşın, taze bir yeşillik olan tütünü yemezler.

Bir hayvan böyle bir donanımla dünyaya gelebiliyorsa, sanırım bizim sahip olduğumuz bilgi çok daha fazladır. Bedenin neye ihtiyacı olduğunu güdüsel olarak bilebiliriz. Fakat bunu bozmakta üstümüze yoktur. Ne zaman acıktığımızla ilgilenmek yerine, bir insan ne zaman acıkmalı sorusuyla ilgileniyoruz. Ne zaman acıkmalı ve ne zaman yemeli? Ne büyük bir gaflet! Ne zaman acıkacağımı bir başka insan nasıl bilebilir ki? Hatta ben bile bilemem. Acıktığımda acıktığımı bilirim, ama ne zaman ne yemem gerektiğini ancak bedenim söylediğinde bilebilirim. Kaldı ki bir başkasının bana söylemesi ya da kendi belirlediğim saatlerde kendi koyduğum kurallarla yemek yemem ancak bedenimdeki düzeni bozmaya yardımcı olur. Denge bozulduktan sonra, ideal kilo kaybolur. Ardından da büyük açlıklar ve kilo verme çalışmaları başlar. İşte bu durum kıtlık bilincine yol açar.

Siz sürekli savaş çıkacağı haberleri ile yaşayabilir misiniz? Hayatta kalma duygusu, sürekli besin depolamamıza neden olur. Elimizdekinin az olduğunu düşünürüz. Bedeninizi sürekli açlık ve savaş zihniyeti ile doyuruyorsunuz. Bu durumda beyninize gönderdiğiniz bütün mesajlar yetersiz kalıyor. Açlık bedende değil zihinde gerçekleşiyor. Böyle bir zihine sahipken, bedeni doyurmak size gerçek doygunluğu sağlamıyor, aksine sizde daha fazla yeme ihtiyacı yaratıyor. Aç olan bedeniniz değildir. Aç olan beyninizdir.

Kıtlık Bilincinden Nasıl Kurtulabilirim?

Kıtlık bilincinden hemen kurtulamazsınız. Öncelikle bedeninizin bu durumun değiştiğine inanması gerekir. Savaş yaşayan ülkelere bir bakın. Savaş bittikten hemen sonra, eski yaşantılarına kavuşabiliyorlar mı? Birileri size savaş bitti dese elinizdeki erzakları hemen tüketir misiniz? Ya da şöyle sorayım, savaşın bittiğini öğrendikten ne kadar zaman sonra elinizdeki erzakları tüketir, normal bir alışveriş sürecine geçersiniz? Ne kadar zaman sonra, savaşın bittiğine ve kıtlığın ortadan kalktığına inanırsınız?

Sizin için de işte böyle bir süreç geçerli. Dengesiz açlıklarınız ve kısıtlamalarınız ne kadar fazla ve çok olduysa bu sürecin geçmesi de bir o kadar uzun olacaktır. Bedeninizin ikna olması, ani açlıklar yaşamayacağını bilmesi gerekiyor. Bunun için de biraz zamana ihtiyacınız var. Ama zamanla birlikte güvenilirlik en önemli nokta.

Yememeniz gereken yemekler, yüksek kalorili gıdalar, uzak durmanız gereken çikolatalar varsa, bunları hayatınızdan tamamen çıkartmayın. Kendinize biraz zaman tanıyın. En azından yarım yemeğe çalışın.

Tıka basa doymaktan kaçının. Bolluk duygusu bilincinizde olsun. Yediklerinizi yarım bırakın ve sonra tekrar yeyin. Beyniniz bilsin, sonrasında tekrar var. Bir seferinde doymak zorunda değil. Midenizi deli gibi doldurmak zorunda değil. Yarım saat sonra açıksa bile tekrar yemek yiyebilir. Kimse onu engellemiyor. Bir yiyeceğin tadına bakmak bile bedeni tatmin eder. Bolluğu hissettirir. Her seferinde deli gibi yemek yemesine gerek yoktur. Kan şekeri düştüyse, birkaç üzüm ya da bir parça çikolata yeterli olacaktır. Bundan fazlası kıtlık bilincinden kaynaklanır.

Önerim, üç hafta boyunca ne yerseniz yeyin, yediğinizin yarısını bırakın ve onu yarım saat sonra yeyin. Gün içinde bolluk yaratın. Masanızın üzerinde, atıştıracak sağlıklı bir şeyler olsun. Mesela akşam evde havuç kokteyli hazırlayın. İnce uzun kesilmiş havuçları bir bardağın içine koyun. Bardağın 4/3'ünü limonlu suyla doldurun. Harika bir atıştırmalık. Çantanızda kuru üzüm bulundurun. Kan şekeriniz düştüğünde ağzınıza atabileceğiniz, harika bir alternatif. Canınız hâlâ çikolata yemek isterse, onun da tadına bakın. Ama kuru üzüm atıştırdığınız için, kan şekeriniz normal seviyede olacaktır. Çikolatayı artık kendiniz için yiyeceksinizdir. Beyninize şunu söyleyin: Şimdi tıka basa doyarsam, önüme çıkan güzel bir lezzeti kaçırabilirim. O yüzden midenizde her zaman lezzetli bir gıda için yer olmalı. Canınız isterse, her şeyin tadına bakabilirsiniz. Bir şey yasaksa onun alternatifi her zaman vardır.

Zihinde Yeme Egzersizi: Sanırım Kusacağım

Sorun zihindeyse, o zaman zihinde çözelim. 3. Bölüm'de zihnin gerçekle hayali ayırt edemediğinden bahsetmiştik. Konuyla ilgili bilgileri hatırlamak için 3. Bölüm'e tekrar bakabilirsiniz. Sorunu madem zihinde çözeceğiz o zaman onun kuralları ile hareket etmek en mantıklısı. Madem aç olan zihnimiz ve zihin gerçekle hayal arasında hiçbir fark yokmuş gibi hareket ediyor, neden bunu kendi yararımıza kullanmayalım? Her iki koşulda da aynı nöron ağlarını harekete geçirebilir, bedene gerekli kimyasalları gönderebiliriz. O zaman zihinde de yiyerek doyabiliriz. Madem açlık beyinde, çözümü de orda arayalım.

Yapacağımız çalışmada, zihinde yemek yiyerek, tokluk merkezini uyaracağız.

Bu uygulama için, daha önceki çalışmalarımdan birini karşılıklı diyalog halinde sunacağım.

"Bu uygulama için sahneye kim gelmek ister?"

"Peki bir daha istediğimiz yiyeceği yiyebilecek miyiz? Ona göre gelelim."

Gülüşmeler olur... sonra el kaldıranlar arasından biri sahneye gelir. Komik bir ortam vardır. Sandalyeye oturan kişi yüzüme bakar ve güler. Ben de gülmeye başlarım.

"Peki ne yemek istersiniz?"

Bütün salon tekrar güler. Nedense her gün yaptığımız bir şeyi, şimdi zihnimizde yapmaya kalktığımızda bu herkese komik gelir. Sandalyede oturan kişi gülerek, "Çikolatalı pasta olsun," der.

"Peki çikolatalı pasta yemeğe hazır mısınız?"

"Her zaman..."

"Tamam en çok sevdiğiniz çikolatalı pastayı biraz anlatır mısınız?"

"Şöyle içi krokanlı, bitter kokusu yoğun, içinde çikolata parçaları olan, kahve tozları ile süslenmiş, bol kremalı bir pasta."

Herkes kahkahaları basmış, kendi hallerine gülmekteler...

"Peki o zaman yavaşça gözlerinizi kapatın. Şimdi şu en sevdiğiniz pastayı gözünüzün önüne getirin ama sakın yemeğin. Gözünüzün önünde o en sevdiğiniz çikolatalı pasta olsun. Önce kokusunu içinize çekin. O yoğun bitter kokusunu duyun. Çikolataları ve kremayı pastanın üzerinde görün."

"Görmez miyim, yememek için kendimi zor tutuyorum. Ağzım sulandı..."

"Çatalınızla pastanın ucundan bir parça alın, pastayı bölerken kremaların nasıl dışarı çıktığını ve pastanın o yu-

muşak dokusunun nasıl bölündüğünü hissedin. Şimdi çatalı ağzınıza kadar götürün ve bir daha kokusunu duyun."

"Ama şimdi yiyeceğim."

Herkes tekrar gülüşür...

"Şimdi o parçayı ağzınıza atın. Güzelce ağzında bıraktığı tadı hissedin. Çikolata ve krokan parçalarının çıkardığı sesi duyun. Boğazınızdaki o çikolata duygusunu hissedin. Damağınızdaki tadı, dişlerinizin arasındaki pastayı güzelce bitirin.

"Şimdi ikinci çatalı alabilirsiniz."

"Sonsuza kadar yiyebilirim. Bir insan nasıl bu tadı bırakabilir ki?"

Gülüşmeler devam eder.

"Ve önünüzdeki pastayı her çatalda tüm duygusunu hissederek yemeğe devam edin. Her seferinde, genzinizdeki duyguya, ağzınızdaki tada bakın."

"Evet çok lezzetli bir çikolata duygusu ama genzim biraz yanar gibi oldu. Bir bardak su içmek istiyorum."

"Evet ama şimdi değil. Yemeğe devam etmenizi istiyorum. Önünüze 6 kişilik bir pasta gelsin. Şimdi elinize kocaman bir kaşık alın. Pastayı kaşıklamanızı istiyorum. Ağzınıza kocaman bir kaşık pasta atın ve ağzındaki krokanları ve çikolatayı tekrar ve tekrar hissedin. Damağınızdaki şekeri hissedin. Hatta kaşığı değiştirin ve kocaman tahta kaşıkla yemeğe devam edin."

"Tahta kaşık biraz mide bulandırıcı oldu, tahtanın kokusunu da duydum burnumda..."

"Biliyorum ama önemli olan pasta; pastaya yoğunlaşın ve yemeğe devam edin. 6 kişilik pastanın yarısı bitsin. Şimdi kalan yarısını elinizle yemeğe devam edin. Her seferinde parmaklarınızda kalan kremaları yalayabilirsiniz."

"Burnuma ağır bir krema kokusu geldi. Parmaklarımdaki çikolata kokusu yüzünden parmaklarımı yalamak istemiyorum. Çok susadım."

"O zaman bir bardak sıcak çikolatalı krema içtiğinizi düşünmeni istiyorum. Boğazınızdan su yerine sıcak çikolata aksın."

"Şu an ağzıma mide öz suyum geldi sanırım. Ayrıca çikolata kokusu ağırlaşmaya başladı. Sanırım şimdilik yeter. Yemesem olur değil mi?"

"Hayır, özellikle bu noktadan itibaren devam etmenizi istiyorum. Şimdi önünüzde bir tepsinin içinde çikolata gelsin ve ağzınla çikolatalı pastayı yemeğe, dişlerinizle krokanları bulmaya çalışmanızı istiyorum."

"Bunu yapabileceğimi sanmıyorum."

"Devam, devam... yüzünüzü yıkamadan uyuduğunuzu düşün, sabah kalktığınızda ne hissederdiniz?"

"Saçlarımın krema koktuğunu düşünmek, gerçekten midemi bulandırdı."

"Biliyorum, kahvaltıda sıcak çikolata ve pasta olsa..."

"Sanırım kusacağım."

Salondan koşarak uzaklaşır ve herkesin yüzünde berbat

bir ifade vardır. Uygulama bittikten sonra, herkes köşede bekleyen soğuk su şişlerine doğru koşmaya başlar. Günlerdir, susuz kalmış gibi su içerler. Salondan biri suyu içtikten sonra şöyle der:

"Hayatımda içtiğim en güzel suydu diyebilirim. Oh be, dünya varmış..!"

Herkes yine birbirine bakar ve gülümser...

Yukarıdaki uygulamayı istediğiniz bir yiyecek için yapabilirsiniz. Beş duyunuza da hitap edecek şekilde zihninizde canlandırın. Yemeden önce zihninizde canlandığına emin olun. İşte tam bu nokta, iştahımızın açıldığı noktadır. Ağzımıza ilk götürdüğümüz ânı düşünmek, o yiyeceği yememiz için gereken motivasyonu yaratır. Ama ikinci ve üçüncü aşamaya geçtiğimizde, bu sefer de o aşamadaki durumları yaşamaya başlarız. Mide gereken tepkiyi verir. O nokta, doygunluk noktasıdır ve sizi bir noktaya kadar tatmin edecek bir uygulamadır. Bu çalışmayı tok olduğunuz ve hâlâ yemek yemek istediğiniz zamanlarda uygulayın.

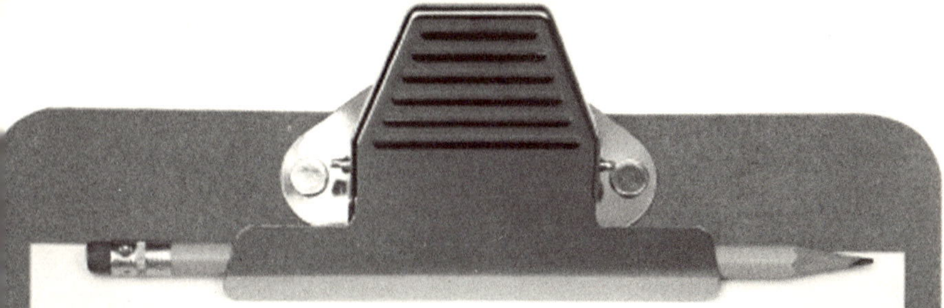

UYGULAMA:

Hangi Mesele?

1. Yediklerinizi koklayın.
2. Daha lezzetli bir şeyler için midenizde hep bir parça boşluk bırakın.
3. Yemeğin ağzınızda bıraktığı lezzeti tekrar tekrar hissetmek için bir seferde bitirmeyin.
4. Yedikleriniz sanki düşmanınızmış gibi bir an önce onları tüketip kurtulmaya çalışmayın. Yavaş yeyin ve yediklerinizin tadına varın.
5. Size kilo aldırdığını düşündüğünüz bir besini ödül olarak koymayın.
6. Çocuklarınızı çikolata ve pasta vs ile ödüllendirmeyin.
7. Kendinizi güzel bir masaja götürün, bir detoks programına katılın.
8. Zayıflamak için, içinizdeki çocuğa sizden ne istediğini sorun.
9. Hangi saatte ne yemek istediğinizi bedeninize sorun. Başlangıçta, yememeniz gereken şeyleri yemek isteye-

bilirsiniz. İçinize bunların alternatifini sorun.

10. Arada sırada zihninizde, karnınızı doyurmayı deneyin.

11. Kendinize çok fazla yasak koymayın. Bu, kıtlık bilinci yaratacaktır. Bunun yerine, kendinize hedefler koyun.

12. Suları kadehlerde için. En güzel tabaklarınızı misafirleriniz için olduğu kadar kendiniz için de kullanın.

5. Bölüm

Maymunlar Bile Ağaçtan Düşer

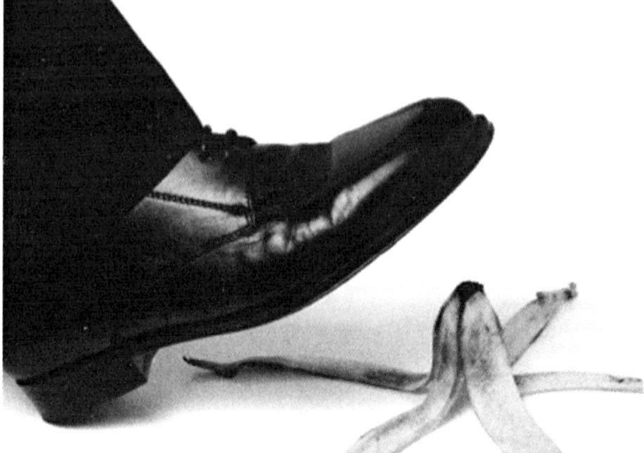

Acı Biberin Tatlı İtirafı

Acı biberi severim, hayat içindeki acı durumları da severim. Trafiği severim, ağlamayı, üzülmeyi, ayrılıkları da severim. Severim derken, içim burulmasına rağmen severim. Severim çünkü, ağladığımda mutluluğun ne demek olduğunu öğrendim. Ayrıldığımda, birlikte olmanın ne kadar değerli olduğunu anladım. Turşuya bayılırım; ama turşunun turşu olduğunu ancak tatlı bir şeyler olduğu için bilebildim. Tıpkı, gündüzün gündüz olduğunu geceden bildiğim gibi. Güneşin hiç batmadığı bir dünyada, gündüzün ne olduğunu bilemeyeceğimiz gibi... bir balığa suda yaşamanın ne demek olduğunu soramazsınız, bunu cevaplayabilmesi için, su dışında yaşamış olması gerek. Zıttı olmadan bir diğerini tarif edemezsiniz.

Hayatı boyunca tatlıdan başka hiç bir şey yememiş biri size tatlının ne demek olduğunu anlatamaz; çünkü tatlı kavramını bilemez. Ekşi ve tuzlu yemiş olsaydı, tatlıyı anlatabilirdi; ama tatlıyı bilemez.

Hava sıcak terimi, daha önce daha serin anları deneyimlemiş olmanızdandır. Yoksa tek başına bir anlamı yoktur.

Diğer tarafı yaşamak keyifsiz. Ama onlar olmadan neye sahip olduğumuzu bilemeyiz. Elimizdekinin varlığını onun zıtları ile birlikteliğinde bilebiliriz.

Sizden ricam, hayat içinde kendinizi düzeltmiş bile olsanız, kontrolsüzlükleri, mutsuzlukları, yılmaları kabul edin. Yaşadığınız çöküşlerde, ay acaba tekrar eskiye mi dönüyorum, her şey yine en başa mı döndü demeyin. İsteseniz bile hiç bir şey eskisi gibi olmayacaktır. Mutsuzluklar ve kontrol kayıplarında olabildiğince o durumdan çıkmaya çalışın. Çıkış sürenizi kısaltmak, sizi istediğiniz duruma getirecektir.

Mutsuzluk herkesin yaşadığı bir ruh halidir. Kontrolsüzce yemek yemek... Zaman zaman herkes bunu yaşamıştır. Önemli olan bu ruh hallerinde ne kadar süre geçirdiğinizdir. Ne kadar süre buralarda kalıyorsunuz.

Mutsuz olmak sizi depresyona sokmaz. Aksine mutluluğu lezzetini artırır. Ama mutsuzluk ruh halinde ne kadar süre vakit geçirdiğiniz sizin sağlığınızı belirleyecektir. Mutsuzluğu ruhunuzda bir rüzgar gibi hissediyorsanız sorun yoktur. Gelir geçer. Serinliğini hissettirir. Ama mutsuzluk gelip sizde kalıyor, haftalarca gitmiyorsa o zaman depresyon kaçınılmaz olur. Yüreğinizi yakar. Ellerinizi titrettirir. Kalbinizi yorar. En büyük mutluluklarınız için bile, keşke yaşamasaydım dedirttirir. İşte o zaman korkun, kaçın. Gelişi gidişinden daha zordur. Marifet mutsuz olmamak değildir, marifet mutsuzluk ruh halinden ne kadar çabuk çıktığınızdır. Ne kadar çabuk ruh durumunuzu değiştirirseniz, o kadar çabuk gelişirsiniz.

Kilo almak da böyledir. Size kilo aldıran şey yemek yemek, hatta fazlasını tüketmek değildir. Size kilo aldıran şey, çok yemek isteğinizde bu isteği ne süreyle hissettiğinizdir. Sürekli bir şeyler yemek isteyebilirsiniz. Peki ne kadar süre, bir hafta, bir ay, iki ay..? Ne kadar süre burada yaşıyorsunuz? Eğer aylarca bu ruh halinde, sürekli yemek yemek modunda iseniz kilo almanız kaçınılmazdır. Merifet az yemek değil, marifet çok yediğiniz zamanlarda bunu kontrol edebilmektir. Sürekli bir şeyler yemek istediğiniz zamanlardan ne kadar çabuk çıktığınız sizin fiziğinizi belirleyecektir.

Bu yüzden, bundan sonra niye çok yedim, hay aksi diyetimi bozdum, ipin ucunu kaçırdım gibi düşüncelerden uzak durun. İhtiyacınız olan en son şey yaygaradır. Evet ipin ucunu kaçırmış olabilirsiniz; ama böyle davranmaya devam ederseniz hiç bir şeyi düzeltemeyeceksiniz. En iyisi durumu fark edip hızlıca bu durumdan çıkmaktır.

Kendinizi suçlamayı kesin. Suçlamak, sürekli suçlamak size daha da suçlanacak şeyler yaptıracaktır. Sinirlenip kızacak ve kendinizden öç almak istercesine, daha fazla yiyeceksinizdir. Madem zayıflayamıyorum, o zaman daha fazla kilo alayım. Bu düşünce bile başlı başına bir sorun yaratır. Durumu nasıl telafi edeceğinize yoğunlaşın. Spor yapmak, kısa süreli bir detoks, belki yarım günlük bir meyve kürü vs.. gibi. Düşünceniz, yanlışınızda değil doğrunuzda olsun. Yaramazlıklarınız, kontrollünüz olsun. Bilin ki kontrol duygusunu hissedeceksiniz. Ama bunun için elinizi çabuk tutun. Yaramazlık ruh halinden çabuk çıkın bunun için algınızı kontrolde tutun yeter. Kontrollü olduğunuz zamanları hatırlayın yeter.

Bol Kontrol İçin...

✓ Pişmanlık duymayın.

✓ Durumu, bu durumun zıttını daha iyi bilebilmek için yaşadığınızı bilin.

✓ Yaşadığınız kötü ruh hallerinde, zihninizde tam zıttını canlandırın.

✓ Durumun kötü olması önemli değil, bu durumda ne kadar hızlı çıktığınız önemli; bunu unutmayın.

✓ Aldığınız fazla kalorileri, vakit geçirmeden spor, detoks, kür vs. ile verin. Ertelemeyin. Yarım gün, 3 saat vs. Zaman önemli değil. Kısa da olsa telafi edebileceğinizi hatırlayın.

Şimdi Öğrendiklerinizi Uygulamaya Başlayın

Kitap içerisinde bahsedilen uygulamaları en etkili şekilde yapmanıza yardımcı olacağını düşündüğüm bazı bilgiler…

İlk defa içinizle derin bir iletişime geçmek için, iyi hazırlanmış bir ortam gibisi yoktur.

- Evinizin içinde, huzur bulduğunuz bir ortam seçin. Bu, kendinizi en iyi hissettiğiniz yer olsun. Mutfağınız bile olabilir ☺.
- Kokulu mumlar alın. Ama kokuları çok keskin olmasın. Daha yumuşak ve sizi rahatlatacak kokular olsun
- Mumlarınız küçüklü büyüklü olsun ve en az iki üç tanesini yakın.
- Odanın kokusunu değiştirebilecek yağlar alın. (Yağdanlıkların içersine koyabilirsiniz, su buharı ile birlikte odaya dağılan kokuları tüm odanıza farklı bir hava katacaktır.) Kokular için yardım alabilirsiniz.

Müzik, yapacağınız işe daha iyi konsantre olmanıza ve ruhunuzun güzelliklerini keşfetmenize yardımcı olan büyük bir araçtır. Fakat uygulama yaparken, sözlü bir müziğin anadilinizde olmamasına dikkat edin. Müziğin sözleri, konsantrasyonunuzu bozabilir. Seçtiğiniz müzikler sizi keyiflendirecek, yaşama sevincinizi artıracak müzikler olsun. Çok ağır meditasyon müzikleri de şu aşamada uygun değildir. Kimi zaman bir baloda dans ettiğinizi düşündürecek, kimi zaman engin okyanuslarda yunuslarla yüzdüğünüzü hissettirecek, kimi zaman da huzurun en iç noktasını tetikleyecek müzikler olmalı. (Böyle çalışmalarda, hüzünlü şarkılardan uzak durmanızı özellikle öneriyorum.)

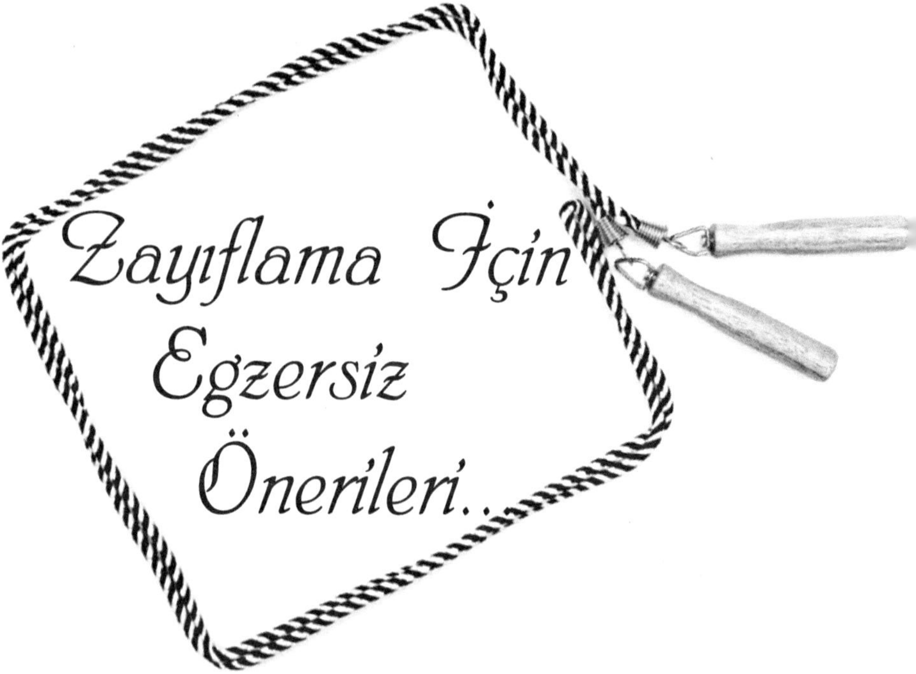

Zayıflama İçin Egzersiz Önerileri...

Bu bölümü kitabıma özellikle koymamdaki ana neden birçok kişinin spor yapmaktan nefret etmesidir. Spor yapmayı kilo vermek için zorunlu bir yol olarak düşünürseniz hiçbir zaman başarılı olamazsınız. Her şey bir yana, algınız sürekli şişmanlıktayken spor yapmak dünyanın en kötü fikridir. İnsan bedenindeki yağlara yoğunlaşarak nasıl spordan zevk alabilir ki?

Sporu lütfen kilo vermek için yapmayın. Hatta bütün niyetiniz buysa spordan uzak durun derim; çünkü spor yaparken insanın bedeni endorfin salgılar ama siz sürekli kaygı içinde spor yaparsanız bunu da bozarsınız.

Sporu mutlu olmak için, keyif almak için yapın. Eğlenin, gülün, kahkahalar atın, bazen de yorgunluğu hissedin, terlemenin bedendeki toksinlerin atılmasının keyfini çıkartın. Temizlik yaptıktan sonra çok mutlu oluyoruz. Tertemiz bir mekanda uyumak, yemek yemek insanı mutlu ediyor. Eee neden bedenimize de aynı özeni göstermeyelim? O terle, toksinlerle, zehirli maddelerle yatağınıza gittiğinizde o yatağın temiz olmasının bir önemi olmuyor; çünkü kirli olan sizin bedeniniz. Spor, toksinlerden kurtulmanın en önemli yoludur. Sonra da üzerine alınmış bir duş gibisi yoktur. Bütün bedeniniz nefes almaya başlar. İçinizi özgürleştirin; ama bunların hiçbirini zayıflamak için yapmayın. Mutluluk hormonu, kafanızda kaygılar varken ortaya çıkmayacaktır.

Denize girin, havuza gidin. O suyun içinde uzayın boşluğunu hissedin. Tıpkı bir astronot gibi. Anne karnındaki bir çocuk gibi huzuru hissedin. Doğmadan önce bir su keseciğinin içindeydik. Bilinçaltımız burayı sever. Huzurludur. Dünyayla tanışmadığımız en kutsal andır. Bu duyguyu havuzun ya da denizin içinde deneyimleyebilirsiniz. Suyun yarattığı meditasyon halini hissedersiniz.

Dansa yazılın. Salsa, tango, oryantel...vs. Zayıflamayı atın zihninizden, müziğin ritmine bırakın kendinizi ve sadece eğlenin. Birilerinin sizi izlediğini düşünüp kendinizi andan kopartmayın. Bırakın güzel bir fiziğiniz varmış gibi hareket edin; yoksa gerçekten hiçbir zaman o güzel fiziğe ulaşamayacaksınız.

Dağlara çıkın, oksijeni içinize çekin. Toprakta çıplak ayakla dolaşın, yaprakları elleyin. Sabahın ilk saatlerinde doğanın içinde maceracı ruhunuzla dolaşın; ama bunların hiç birini zayıflamak için yapmayın. Hayatın içinde yaşadığınızı hissetmek için yapın. Hareket edebilmenin özgürlüğünü hissedebilmek için yapın. Ve yapabildiğiniz her şey için şükredin... Daha güzel bir dua olabilir mi?

Egzersiz ve spor hayatınızın bir parçası olsun ama niyetinizi unutmayın: Mutlu olmak, mutlu olmak, mutlu olmak...

Zayıflama ve egzersiz konusunda önemli bilgileri almanızı istiyorum. Zayıflamayla ilgili gerekli ipuçlarını bu bölümde bulacaksınız. Fakat tüm bunları uygularken ve zayıflamaya çalışırken, hayalinizi kurduğunuz kişiyi düşünün ve her andan zevk alın. Eğer spor yaparken mutsuz oluyorsanız o egzersizi bırakın ve sizi daha mutlu edecek başka bir aktivite bulmaya çalışın.

Zayıflama İçin Egzersiz Önerileri...

Şişmanlığın oluşmasında hareketsizlik, fazla yemeden daha önemli bir faktördür. Gerek şişmanlığın önlenmesinde, gerek tedavisinde hareketin önemi çok büyüktür. Birçok araştırma, şişmanlık problemi yaşayan kişilerin, normal kilolu yaşıtlarına göre daha az aktif olduğunu tespit etmiştir. Egzersiz ile kalori yakmak, egzersizin cinsiyle, yoğunluğuyla ve süresiyle ilgilidir.

Birçok kişi deliler gibi spor yaptığında daha çabuk kilo vereceğini düşünür. Bu, büyük bir yanılgıdır. Ağır spor antrenmanları yapmak tahmin edilenin aksine yağları değil karbonhidratları yakar. Fakat düzenli ve düşük şiddette egzersiz yaptığınızda bedendeki yağlar yanmaya başlar. Kilo problemi yaşayan birisi koşmak yerine yürürse daha fazla yağ yakar. Hatta yüzebilse çok daha fazla yağ yakacaktır. (Yüzerken yer çekimi minimumdadır. Kilo problemi yaşayan kişinin bedenine de çok az yük binmiş olur.) Kilo problemi yaşıyor ve diz ağrıları çekiyorsanız çok uzun mesafe yürüyemezsiniz fakat yüzebilirsiniz. Bu durumda düşük bir tempoyla yüzmeniz; hatta suyun içinde bedeninizi hareket ettirmeniz bile çok faydalı olacaktır. Unutmayın kilo vermek için çok ağır spor yapmak doğru değildir. Hafif spor yapın.

Egzersiz ve kalp hastalığı...

Egzersiz sadece kilo vermek için değil, kalp hastalıklarını yenmek içinde de önemlidir. Nitekim egzersiz yapmayan kilolu insanlar, düzenli egzersiz yapan kilolu insanlara oranla beş misli daha fazla kalp hastalığı riskine sahiptirler. (Kaynak: The National Weight Control Registry- ulusal kilo kaydı)

Egzersiz ve şeker hastalığı...

Egzersiz, aynı zamanda, şeker hastalığına da iyi gelmektedir. Kilo problemi yaşayan kişilerde şeker hastalığı daha fazla görülmektedir. Bu durumda egzersiz, bu kişilerde daha önemli bir hale gelir. Egzersizin, şeker hastalarında kan şekerini düşürmek, kolesterol ve trigliserid gibi kan yağlarını azaltmak, yüksek olan kan basıncını düşürmek, kanın pıhtılaşmasını önlemek ve kişinin psikolojik durumunu düzelterek kendine olan güvenini sağlamak gibi birçok ek faydaları da mevcuttur.

Kilo Probleminin Tedavisinde Egzersizin Yeri...

Egzersiz, obezitenin önlenmesinde ve tedavisinde diğer tedavi yöntemlerine göre en önemli yardımcıdır. Egzersiz aynı zamanda kas kütlesini artırır ve harcattığı kalori miktarı nedeni ile uzun süreli kilo vermenizi sağlar. Ciddi kilo sorunlarında solunum problemleri, eklemlerle ilgili sorunlar ve denge güçlükleri (yürüme, koşma, eğilme gibi...) söz konusudur. Bu nedenle seçilecek egzersiz kişiye uygun olmalıdır. Yoksa hatalı yapılan egzersiz de kilo aldırabilir. Kilo kaybı başladıktan sonra egzersizin süresi ve zorluğu kademeli olarak arttırılmalıdır.

Psikolojimiz...

Psikolojik nedenler enerji alımının artmasında büyük rol oynamaktadır. Egzersizin kilo kaybındaki ve kilonun korunmasındaki olumlu etkileri psikolojik değişiklikler de yaratır. Egzersiz ve psikoloji yakından ilişkilidir. Egzersizi vücut imajı ve kilodan memnun olma duygusunu kuvvetlendirmekte;

özellikle kadınlarda vücut imajının daha olumlu algılanmasına yol açmaktadır.

Metabolizma...

Şişmanlığın tedavisinde egzersiz bir taraftan sarf ettirdiği fazla kalori ile etkili olurken, diğer taraftan metabolizmayı hızlandırır. Böylelikle kalorileri daha çabuk yakarsınız.

Oksijen...

Hareketsizliğin bir diğer kanıtı olarak şişmanlarda kilo başına düşen oksijen kapasitesi miktarı da daha düşüktür. Unutmayın ki oksijen bizim için çok önemlidir.

Egzersizin kilo vermedeki etkisini ölçmek için polis memurları üzerinde bir araştırma yapılmıştır. Bu araştırmada, polis memurları 4 gruba ayrılmıştır; 1. gruba yalnızca diyet, 2. gruba hem diyet, hem egzersiz, 3. gruba egzersiz uygulanmış; 4. grup hiçbir şey yapmayan grup olarak tutulmuş ve her bir grubun kilo değişimleri karşılaştırılmıştır. *Sonuçta, yalnızca diyetle zayıflatılan polisler bu sürenin sonunda verdikleri kilonun %90'ını geri almışlardır.*

Kilolu Bir Kişi Zayıflamak İçin Nasıl Bir Egzersiz Yapmalıdır?

Şişman bir kişinin kilo vermek için uygulayacağı egzersizin türü, ağırlık kaldırmayı gerektirmeyen, birçok kas grubunu çalıştıran, hafif tempo aktiviteler olmalıdır. Bu amaçla, pek çok kas grubunu bir arada çalıştıran egzersiz programları önerilmektedir. Obezler için ağırlık kaldırmayı gerektirmeyen, özellikle yüzme ve bisiklete binme gibi aktiviteler uygun bulunmaktadır.

Bireyler bütün gün hiç oturmadıkları, sürekli iş yaptıkları halde kilo veremediklerinden yakınırlar. Fiziksel hareket ya da egzersiz yaparak kilo verilebilmesi için kalp atışının hızlanması (nabzın artması) ve günde ortalama 20–45 dakikalık egzersiz sırasında en az 10–15 dakika "hedef kalp hızı" içinde çalışması gerekmektedir.

Hedef kalp hızı: (220- yaşınız x %60) ve

(220 – yaşınız x %80)

Örneğin; eğer 30 yaşınızdaysanız:

220 - 30(yaşınız) = 190

190 : 100 = 1.9

1.9 x 60 = 114 (kalp atım hızı)

Ya da

1.9 x 80 = 152 (kalp atım hızı)

Bu durumda, ideal kalp atım hızınızın dakikada 114 ile 152 arasında olması gerekir.

Unutmayın, yüksek tempo egzersizlerden kaçının. Kalbin atış hızı % 80'nin üzerine kesinlikle çıkmasın. Egzersiz sırasında kalp atış hızının, hedef kalp atım hızında olması ve en az haftada 3-4 kez, günde 30 dakika ve üzerinde çalışılması gerekmektedir. Egzersiz şiddeti vücut ısını yükseltecek, terletecek ve 30–60 dakika sürdürülebilecek düzeyde olmalıdır.

"Sağlık Konsensusu Ulusal Enstitüsü Konferansı" sonuçlarına göre her gün yarım saatlik orta derecede fiziksel aktivite önerilmektedir. Haftada 3 saat ya da daha fazla hızlı yürüyüş, kadınlarda koroner rahatsızlıkları %30–40 oranında azaltmaktadır.

'Şiddeti yüksek, süresi kısa egzersiz, kilo vermede etkisizdir.'

Egzersiz Programını Hazırlarken Dikkat Edilmesi Gerekenler

Egzersiz programları hızlı bir tempo ile uygulanmamalıdır. (Yani zayıflamak istiyorsanız, deliler gibi koşup kendinizi yormayacaksınız. Şöyle hayal edin: Çok hızlı hareketlerle egzersiz yaptığınızda kalbiniz yerinden çıkacakmış gibi atacak ve beden panikleyecek, bunun üzerine hemen karbonhidratları yakacaktır. Ama uzun zaman diliminde yavaş hareketler yaptığınızda bedeniniz paniklemez ve o zaman yağları yakmaya başlar. Acelesi yoktur, yağlar sakin sakin yanar...

Egzersizden önce mutlaka ısınma hareketleri yapmalısınız.

Egzersiz programı uygulamalarına başlamadan önce yapılacak ısınma hareketleri ne kadar gerekli ise, uygulamalardan sonra vücudun yavaş yavaş soğuması da aynı derecede önemlidir. Yani, egzersizlerden sonra esnetme hareketleri yapın. Mümkünse yoga yaparak, hem bedeninizi hem de ruhunuzu rahatlatın.

Enerji sarfı azdan çoğa doğru artırılmalıdır. (Yani en başta kendinizi zorlamayın, egzersiz yapmaktan keyif almaya başladıktan sonra yavaş yavaş tempoyu artırın.)

Egzersiz tipi zevk verici olmalı ve bireyi eğlendirmelidir. (Zayıflamak için mutlaka koşmanız ya da yürüyüş yapmanız gerekmez. Mutlu olduğunuz bir şeyler yapın. Dans edin, yüzün, mağazaları dolaşın, evde temizlik yaparken müziği açın ve oynayın, banyo yapın... Bunları hepsi size kalori yaktırır ve mutlu olursunuz. Egzersiz illâ spor salonunun içinde olması gereken bir aktivite değildir.)

Egzersiz hayat boyu düzenli bir şekilde yapılabilecek kolaylıkta olmalı. (Esasında eğlenceli eylemlerin hepsi mükemmeldir ve bir ömür boyu devam ettirilebilir.)

Egzersiz türü, bedeninizi çok sarsmayacak düzeyde olmalıdır.

Bir egzersiz seansı 45–90 dk. sürebilir. Çalışma başlangıçta kısa süreli olmalı daha sonra giderek artırılmalıdır. (Bu sürede bedeniniz ancak ısınır. Ona biraz zaman tanıyın.)

Program süresi ideal kiloya ulaşmaya göre değişir. Ama en az 4–8 hafta devam ettirmelisiniz. Haftada en az 3 kez egzersiz yapabiliyorsanız bu harikadır. (Ama unutmayın ki yapamadığınız zaman da her şeyi yarım bırakmayın. Düzenli yapamasanız bile arada devam edin. Bozuk paraları kumbaraya atarsınız sonra bir bakmışsınız, dünya kadar paranız olmuş. Bedeninizi de böyle düşünün; her yaptığınız aktivite kârdır ve size nakit olarak döner.)

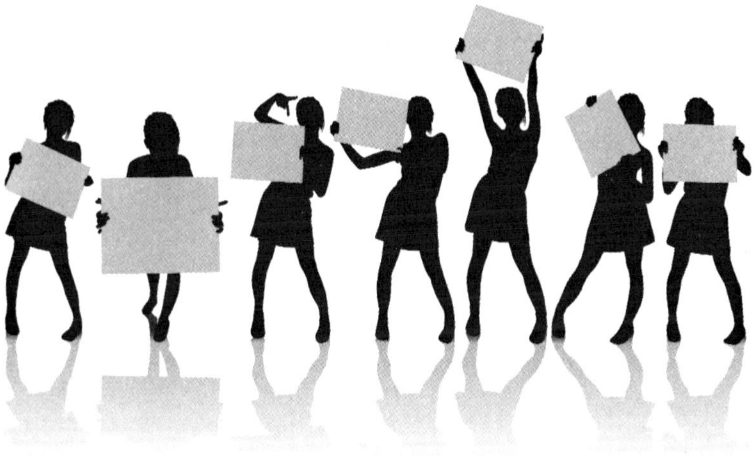

İtiraflar

Zayıflama konusundaki çalışmalarım, bu kitapta anlattığım bilgilerden çok daha fazlasını kapsamaktadır. Devam kitaplarımda bu bilgileri de sizlerle paylaşacağım.

Bu programa katılmış kişilerden bazılarının, yaşadıkları deneyimleri bu bölümde bulabilirsiniz.

Sevgilerle...

Yemek yemenin, yaşamın değerini ondan öğrendim. 52 yaşından sonra spor yapma zevkini tattım. Yasemin'e ne kadar teşekkür etsem az olur çünkü hayatımın akışını değiştiren insan oldu. Bundan sonraki yaşantım Yasemin'den önce ve sonra diye ikiye bölündü...

Hatice BİÇER

Yasemin Sosyal ismi benim hayatımda "Değişimin" adıdır.

Yasemin'in Kilo Verme kursuna katıldığım zaman, mevcut olan bütün zayıflama yöntemlerini denemiş, kilo vermiş ancak kısa süre sonra verdiğim bütün kiloları fazlasıyla geri almıştım.

Bu programa başladığım zaman, aslında bu yöntemin pek de başarılı olacağını düşünmüyordum. Zira Yasemin bize istediğimiz kadar yemek yememizi öğütlüyordu!!! Bu nasıl olabilirdi ki? Şimdiye kadar olan tecrübelerimden, yiyerek kilo vermenin imkansız olduğunu öğrenmemiş miydim? Ancak Yasemin'in ne kadar doğru söylediğini programın sonunda yaklaşık 10 kilo verdiğimde anladım. Zira asıl olan "yememek" değildi. Asıl olan "Farkında olarak" yemekti...

Farkındalığınız arttığı zaman, canınız istediğinde önünüze bir kutu çikolata alıp hepsini yemek yerine, çikolatadan sadece bir parça yemeyi "tercih ediyorsunuz" ve çok yediğiniz için meydana gelen pişmanlık ve vicdan azabını yaşamıyorsunuz...

Farkındalığınız arttığı zaman, önünüze konulan her yemeği yemiyor, sizi mutlu edeceğini düşündüğünüz sağlıklı yemekleri yemeyi "seçiyorsunuz"...

Ve sonuç olarak farkındalığınız arttığı zaman her tartıya çıktığınızda, kendinizi biraz daha hafiflemiş ve rahatlamış hissediyorsunuz...

Yasemin'in zayıflama yönteminin diğer zayıflama yöntemlerinden farkı, "Zihin ve Beden" bütünlüğüne göre hareket etmemiz gerektigini bize anlatmasıdır. Zihnimizi ne kadar iyi besleyebilirsek, bedenimiz de o kadar iyi besleniyor. Bu yüzden, kilo vermenizin yanı sıra zihnen de kendinizi iyi hissetmenizi sağlıyor...

Kişisel olarak, Yasemin Sosyal'ın programına katılmanın bana kilo vermekten başka faydaları da oldu. Ben, bu program sayesinde başta Yasemin olmak üzere çok özel insanlarla tanışıp, çok kıymetli arkadaşlar kazandım. Aynı zamanda hayat arkadaşımla da tanışmam bu program vesilesi ile düzenlenen "Gercekleşen Hayaller Uçurtma Festivali" ile oldu...

Sevgili Yasemin, hayatıma kattığın anlam için teşekkür ederim...

Umudun hiç eksilmesin...

Rüzgarın bol olsun...

Büşra OVALI

Yaşadığım ameliyat-kanser- kemoterapi sonrası tanıdım. Hayatımın son 7 yılını sanki hayatımda tek sorun şişmanlığımmış gibi zayıflama çabaları hatta çırpınışları ile geçti. Akdeniz, İsveç- vb. diyetleri, yürüyüş programları, diyetisyen, obesiteye ilişkin hayat raporu, kullanılan yağ atıcı, metabolizma hızlandırıcı ilaçlar, herbalife distribütörlüğü, zaman koymalar, hedef koymalar, her yediğimi yazdığım ajandalar...

Tabi birden delirip yemeklere, tatlılara saldırmalarım, gece uykumdan uyanıp gizli gizli yemelerim, sabah kalktığımdan itibaren derin uykuya dalana dek kesintisiz patlayana kadar tıkınmalarım, suçluluk, pişmanlık, öfke, yalnızlık ve başarısızlıklarım, tükenmeyen ümitler, sonu gelmeyen başarısızlıklar, kendi ellerimle ufaladığım güven kırıntıları...

Onunla tanışmam, çalışmam için şişmanlığımı vesile eden alın yazıma ve onu yazana SONSUZ TEŞEKKÜRLER...

Ece ÖZKAN

2005'te çok güzel ilkler yaşadım, mutlu oldum, büyük kararlar almam gerekti, tercihler yaparken bir çok şeyi feda ettim ve büyük imtihanlara tabii tutuldum. Her zaman, aldığım eğitimler, Yasemin-den öğrendiklerim ve onun manevi desteği karşıma çıktı. Yasemin, bir tek nasıl kilo verileceğini öğretmiyor, onu tanıdıktan sonra bütün hayatınız değişiyor. Onu tanıdığım için her gün Allah'a şükürler ediyorum...

Merve AKDAĞ

Kendim için yaptığım en iyi şeylerden biri oldu. Sadece zayıflamakla kalmayıp, diyete ve hayata bakışımızı değiştirdi.

Doğru bildiğimiz yanlışları ve öğrenilmiş çaresizliklerimizi nasıl yeneceğimizi gösterdi. Yasemin hanım'ın 2 programına da katıldım ve bundan sonra açacağı her programa katılmak isterim.

Bu programdan haberi olmayan ve henüz başlamamış olanların, kaybettikleri şeyler için onlar adına üzülüyorum...

Berna BOZKAN

Ben Mümine Gürmen. 48 yaşında evli ve iki çocuk annesiyim. Çok şükür ciddi bir sağlık sorunum yok. Yalnız fazla kilolarımdan dolayı dizlerim ağrıyordu. Doktora gittim. Zayıflamam gerektiğini, 10 kilo verirsem dizlerimden 100 kilo yükün kalkacağını söyledi; ama bu, imkansız gibiydi.

Keşke yaşım küçük olsaydı ve bu öğrendiklerimi 20 yaşında öğrenseydim. Yaşamımın geçen dönemi çok daha güzel, verimli ve dolu dolu geçirirdim. Yine de bu yaşımda Yasemin'i tanıdığım için ne kadar teşekkür etsem az...

Mümine GÜRMEN

Daha önce zayıflamayla ilgili pek çok şey denemiştim. Akupunktur, oboziteye karşı ilaçlar, diyetler... tüm bunlar kısa süre zayıflatmış sonrası daha fazla kilo olarak almıştım.

Karar verdim bu programa katılacaktım. Bu benim için şanstı; başta böyle görüyordum ama sonuç mucize oldu.

Bu program 45 günlüktü içinde egzersiz-diyet-motive olmak-sosyalleşmek her şey vardı. Başarmıştım önce 9.3kg bir yıl sonunda 18 kg verdiğim kiloları almıyordum. Bana bu mutluluğu yaşatan Yasemin SOYSAL'a çok teşekkür ediyorum...

Nazmiye SORTULLU

Bu değişimin ardında kelimelerin yetersiz kalıp tarif edemeyeceği bir mutluluğun yattığını nereden bilebilirdim ki? Dünya kendi ekseni etrafında dönerken biz de kendi eksenimizin etrafında dönecektik. Fırsat insanın kapısını iki kere çalmaz misali ben de arkadaşlarımla hemen Sn. Yasemin Hanım'a sarıldım. İlk zamanlar şiddetli fırtınaya yakalanacağımı biliyordum.

Geçmiş ile bugün arasında bir mücadele verecektim. Sonra verdim de... Sizler bendeki değişikliği fiziksel olarak görüyorsunuz fakat ruhumdaki arınmayı göremiyorsunuz. Hayata daha sıkıca sarılmayı, yaşama bağlılığımı göremiyorsunuz.

Bütün arkadaşlarıma ve Sn. Yasemin Soysal hanıma en derin sevgi ve saygılarımla sunuyorum sağlık en yakın arkadaşınız olsun...

Hadiye ODABAŞI

1959.Kütahya doğumluyum.Bankadan emekli ev hanımıyım. Zayıflamama ve Yasemin Hanımla tanışmama neden olan bu eğitimden geçen ablam Nazmiye'ye çok teşekkür ederim. Ben yaklaşık 16 senedir 98 kilolarda olan bir insandım. Eşim 3 sene kolon kanseriyle mücadele etti onunla birlikte çok acı günler yaşadık. 3 yıl öncede eşimi kaybettim. Kızım ve ben kaldık. Sonra ben kendime bir meşgale bulmak için takı kursuna gittim. Bana o an terapi gibi geldi. Fakat bu kurs beni eve bağladı içimden sokağa çıkmak gelmiyordu. Depresyona girdim. Bu eğitime başlamadan önce de 2 yılda rejim yapmadan 14 kilo verdim ama kendimde bir hafiflik hissetmiyordum; mutlu değildim. Çalışmaya başlamadan önce 86.5 kiloydum. Artık haftanın 5 günü sokaklardaydım 2 gün konferans 3 gün spor yapıyordum Bu tempo beni motive etti. 45 günlük eğitim sonunda 77 kiloya düştüm; yazın 70 kiloydum. Çalışmanın sonunda uçurtma festivali düzenlendi. Bu yaşta bile isteyince hiç bilmediğiniz bir konuda başarı sağlayabileceğimize inandık yani kendi farkındalığımızı öğretti. Eşim dostum beni gördüğünde tanımıyordu; çünkü çok değiştim ve bu kendimi çok iyi hissetmemi sağladı.

20 yıl sonra bikini bile giydim.

Ancak bu programda beni üzen tek şey eşim bana çok takılırdı kilolu olduğum için zaman zaman rejim yapar ve başarısız olurdum. Sevgili eşim bana senin zayıfladığını ben göremeyeceğim herhalde derdi.. Buna çok üzülüyorum. Keşke daha önce böyle bir program olsaydı, keşke Bu mutluluğumu onunla birlikte paylaşsaydım...

Ece RAHİM

Yaşam koçu olarak duyduğum Yasemin Soysal'ı tanımak için programına katıldım... Onunla birlikte birçok şeyi de tanıdım... Grup arkadaşlarımla paylaştığım birçok konu hayatıma renk kattı... Renklerin anlamını öğrenip daha bilinçle kullanmaya basladım... En önemlisi imgelemeyi öğrendim... An geldi çocuklaştık an eldi hüzünlendik... Ama içimizde çok heyecanlı yolculuklar yaptık... Hayatımıza anlam katan bir kurstu... Tesekkürler...

Nejla ŞAHİN

Yasemin Soysal'ın çalışmalarına çok fazla olmasa da kısa zamanda aldığım kilolar için katıldım. Başlangıçta sadece bu konunun çözüleeğini düşünürken bunun yanında hayata bakış açımın da değiştiğini görüp kendime güvenim arttı. Genç bir anne ve bir işkadını olarak artık kendimi daha kararlı ve başarılı hissediyor, sevgimi daha özgürce akıtıyorum hayata.

Deniz KENİR

Yasemin Soysal'ın çalışmalarına öncelikle kilo sorunlarıma çare amaçlı katıldım. Kilo verirken bu kadar eğleneceğimi hiç tahmin etmemiştim. Grup arkadaşlarımla çocuklar gibi vakit geçirdik. Düşünün bir Çin lokantasındayken hem kalıcı bir ders hem keyifli bir sohbet inanılmazdı. Arkadaşlarımızla hâlâ devam ediyoruz etkinliklere; çükü çok mutlu oluyoruz. Aynı zamanda sağlıklı bir yaşamı birlikte sürdürüyoruz.

Eskisinden daha anlayışlı olduğumu farkediyorlar; ben de tabi ki... Çünkü kendime daha çok güveniyorum.

Özen KURTULMUŞ

Birgün bir arkadaşıma rasladım. Sorunumuz aynıydı. Emekli olmuş ve boşluktan kilo almaya başlamıştık. Adeta yenilgiyi baştan kabul etmiştik. Bir anlamda birbirimize aynı olduk. Hemen o gün bir çalışma olduğunu duyup dinleyici olarak katıldık. İyi ki de katılmışız. Hayatımıza anlam katıldı. Meğer kilo sadece bir göstergeymiş. Sonunda Yasemin Soysal'ın grup çalışmalarına başladık. Ne olmak istediğimizi, kalıplaşmış inançlarımızı, kişisel sorunlarımızı güvenle paylaştık. Grupça hayatın içine aktık. Sporu, termali, sağlıklı beslenmeyi, kendimize özen göstermenin gerçek anlamını farkettik. Yasemin Hanım, bize anahtarlarımızı verdi. Biz, istediğimiz kapıları açtık. Çok keyifli ve anlamlı günlerdi. Arkadaşlarla buluşup birbirimizin değişimlerini irdeliyoruz. Artık hayat tarzımız oldu öğrendiklerimiz.

Teşekkürler Yasemin Soysal.

ÜLKÜ KAYA

Emekli olduktan sonra birden bire kendimi sadece torun sevgisiyle dolu ama gitgide kendimden uzaklaşır buldum... O günlerde Yasemın Soysal'ın çalışmalarını duydum ve denemek istedim... Daha ilk çalışmada doğru yerde olduğumu anladım... Bıze verdiği ödevler tam beni kendime getirecek konulardı... Kendimi ihmal ettiğimi o gün anladım... ve inanarak değişime ayak uydurdum... Şimdi aileme çocuklarıma torunlarıma daha güçle ve coşkuyla sarılıyorum... çok mutluyum...

Mehpare HEKİM

Merhabalar Yasemin Hanım. Sizi bir yıl önce tanımıştım. Tanıdığıma da çoook memnunum. Hayatımda güzel değişiklikler yapmama yardımcı oldunuz. Sözlü olarak bize verdiklerinizi bir kitapla diğer insanlarla paylaşacak olmanız beni çok mutlu etti. Daha fazla insan sizin bilgilerinizden yararlanacak, daha çok insan hayatında güzel değişiklikler yapacak. İyi ki varsınız, iyi ki sizi tanımışım. Görüşmek üzere..."

Şahsenem Mercan ÖZTAN

Sevgili Yasemin hanım, kilo programı diye geldiğim çalışmada yaptığımız değişik uygulamaları ve eğlenceleri anları unutamıyorum. Özellikle de birlikte olduğumuz arkadaş grubunu. Spor salonunda yaptığımız egzersizleri anlatmadan olmaz. Sanırım en keyifli anlardan biriydi. Rengarek giyindiğimiz gün sınıfın durumunu hatırlıyorum. Yüzlerde kocaman bir gülümseme. Bütün sınıf arkadaşlarıma ve size kucak dolusu sevgilerimi gönderiyorum. Yüzünüzdeki gülümseme hep daim olsun. En kısa zamanda tekrar görüşmek ve keyifle bir sofrada buluşmak dileğiyle... sevgilerimle....

Fatih ÖZ

Kilolu ve kendinizden hoşnut değilseniz, Yasemin Soysal'la tanışın ve gerisini ona bırakın. Gitsin kilolaaaaar, gelsin yaşama sevinci ve mutluluk, neşe... Gerçekten beni önceden tanıyanlar bu değişikliği görebiliyorlar. Yasemn Soysal öncesi ve sonrası diyorlar. Artık zarif, renkli ve neşeli bir kadınım. Daha da önemlisi bunun farkındayım, kendimden ve yaşamdan hoşnutum.

Münevver TURHAN

2006 senesinde Yasemin Soysal'ın kursuna katılmış, bu vesile ile kendisini tanıma fırsatı bulmuştum.

Kurstaki ilk zamanlarda kendisini tanımaya başlamamla birlikte, olaylara karşı yaklaşımım değişmeye başlamış, farkındalığımın artmasıyla da hayatımda bir takım değişiklikler oluşmaya başlamıştı. Kursu tamamladığımda sosyal olarak da artık bambaşka bir birey olmuştum!

Bizlere kazandırdıklarını asla karşılayamayacağımızı bilerek tüm katılımcıları adına Yasemin Hanım'a bir kez daha teşekkür ediyor, Yasemin Hanım'la çalışma fırsatı yakalamış olduğum için kendimi şanslı hissediyorum...

Melike TOKUL

Yasemin Soysal... en faydalı hayat öğretmenimizin öğretileri şunlar oldu:

Eski Bilgelerin:

Başımıza gelen Hastalıkların; vücudumuzun " benimle İlgilen " çağrısı olduğunu...

NöroPsikoloji ve NöroFizyolojimizin, Sağlık Dengemizin korunmasındaki önemini..

Quantum Fiziğinin ispat ettiği maddenin parçalandığında bugün artık en küçük parçasının atom değil "Enerji" olduğunu...

Evrendeki her şeyin bir Enerjisi olduğunu ve de aslında bizim bu enerjileri yönetmekte olduğumuzu...

Düşüncelerimizin çok önemli olduğunu, çünkü Evrendeki bütün Enerjilerin Düşüncelerimizi takip ettiğini...

Herkesin Zihin Gücünün olduğunu ve çaresiz hastalıkları kendimizin nasıl yarattığını veya bunlara bilmeden izin vermekte olduğumuzu...

Zihin Gücümüzü kullanarak nasıl stresden, hastalıklardan, obezite ve diğer pek çok şeyden kurtulabileceğimizi, yani Düşüncelerimizi Yoğunlaştırmayı...

Ruhsal ve Bedensel yapımızın bilinmeyen yönlerini tanıyarak hastalanmadan nasıl yaşayabileceğimizi...

Kendini Tanımanın ve Sevginin gerekliliğini ve hazinelerini, Başkalarını sevmeyi ve hatta onlara da "Sevgi"yi öğretmeyi ve de sevme kapasitemizi arttırmayı...

Bütünsel Sağlık ve İnsanlık Özümüzü, Zihinsel, Bedensel, Duygusal, Ruhsal yapımız ile birlikte tüm Evrenin' in okült anlamlarını...

Her an ondan öğrenmekte devam etmekte olduğumuz öğretmenimizin, bu yapıtı evrene kazandırdığı için ona minnettarız...

Zafer MALHAN

Bir şeye inanmak,en önemlisi kendine inanmak, beyin gücüne inanmak, başarabileceğine inanmak ve sisli bir geceden güneşli bir bahar havasına ulaşabilmeyi inanmak. Kısacası Yasemin Soysal la kendime inanmayı ve başarabilmeyi öğrendim. Hayatıma kattığı değeri, Türkiye'deki bütün insanlara katabileceğine tüm beyin gücümle inanıyorum.

Recep YAMACI

Yararlanılan Kaynaklar

Akgün N.(Ed): Egzersiz Fizyolojisi, Gökçe Ofset Matbaacılık, Ankara, 3. Baskı 2. Cilt, 1989.

Ancona L. (Ed): (Çev. Renata Medici), Beyinsel Dalgalar, Uyku ve Rüya, Memo Matik, Beyninizi Kullanma Kılavuzu, Boyut Yayın Grubu, 1.Cilt, İstanbul 1992: 25. 50.

Bayındır Ü., Bayraktar E., Çağdaş A., ve ark. (Eds): Obezite, Nobel Tıp Kitapevleri Ltd., 1995.

Biçer T. (Ed): Doruk Performans Başarının Zihinsel Dinamikleri, Beyaz Yayınları, İstanbul, 276 sayfa,1998.

Çukurova Üniversitesi Tıp Fakültesi Çocuk Sağlığı ve Hastalıkları Dergisi 2005; 48: 151-157.

Erkol A., Khorshid L.(Eds): Obezite; Predispozan Faktörler ve Sosyal Boyutun Değerlendirilmesi, Ege Üniversitesi Hemşirelik Yüksekokulu Hemşirelik Esasları Anabilim Dalı, SSK Tepecik Hast. Dergisi, İzmir 2004;14(2):101-107.

http://www.obezitecerrahisi.com/egzersiz.htm

Istvan J., Zavela K., Weidner G. (Ed): Body weight and psychological distress in NHANES I. Int J Obes Relat Metab Disord, 1992,16:999-1003.

Kavas A. (Ed): Sağlıklı Yaşam İçin Doğru Beslenme, Litaretür Yayıncılık, İstanbul, 2000.

Kocabaşoğlu N. (Ed): Yeme Bozuklukları, İstanbul Üniversitesi Cerrahpaşa Tıp Fakültesi Psikiyatri Anabilim Dalı: Yeni Symposium 39 (2): 95-99, 2001.

Maner F. (Ed): Yeme Bozuklukları, Bakırköy Ruh ve Sinir Hastalıkları Eğitim ve Araştırma Hastanesi, Psikiyatri Dünyası, İstanbul, 2001;5:130-139.

Sertöz Ö. Ö., Mete H. E., Obezite Tedavisinde Bilişsel Davranışçı Grup Terapisinin Kilo Verme, Yaşam Kalitesi ve Psikopatolojiye Etkileri: Sekiz Haftalık izlem Çalışması Klinik Psikofarmakoloji Bülteni 2005;15:119-126.

Siegel J., Yancedy A. K., McCarthy W. J. (Eds): Overweight and depressive symptoms among African American women. Prev Med, 2000, 31: 232-240.

Tahiroğlu A.Y., Fırat S., Diler R.S., Avcı A. (Eds): Erkek Çocuklarda Yeme Bozuklukları; Bir Anoreksiya Nervosa Vakası,

Thomans A. Wadden, Albert J.Stundkard (Eds): Handbook Of Obesity Treatment, (Çev: Dr. M. Kahramanoğlu), 2.cilt, 1. baskı 2003.

YAYIN LİSTEMİZ

Ademin Öyküleri ❀	Daniel Quinn
Arıların Gizli Yaşamı ❀	Sue Monk Kidd
Beslenmenin ve İdeal Kilonun Taosu ❀	Cem Şen
Bir Çift Yürek ❀	Marlo Morgan
Bir Gün Babam Zenci Oldu ❀	Ahmet Güngören
Bir Yoginin Otobiyografisi ❀	Yogananda
Büyücü Tekir ❀	Bülent Sağman
Cadının Bahçesi ❀	Kate West
Cennetin Hırsız Melekleri ❀	Jerry Spinelli
Cinsel Sorunlar İçin Taocu Yoga ❀	Cem Şen
Clara ❀	Miro Gavran
Çin Inc. ❀	Ted C. Fishman
Çin'in Besinlerle Tedavisi ❀	Henry C. Lu
Da Vinci Şifresi'nin Çözülmesi ❀	Simon Cox
Dave Adında Bir Adam ❀	Dave Pelzer
Dolar Banknotu'ndaki Gizli Semboller ❀	David Ovason
Dönüşüm Zamanı ❀	Öner Döşer
Dört Anahtar ❀	Dr. Sha
Dört Bilgelik ❀	Dr Alberto Villoldo
Ejderha'nın Gözünü Aydınlatmak: Taocu Feng Shui'nin İçsel Sırları ❀	Dr. Baolin Wu
Evdeki Yosma ❀	Cathi Hanauer
Geçmişi Onarmak Geleceği İyileştirmek ❀	Dr Alberto Villold
Gemi Yapımcısı, Liderliğin Kadim İlkeleri ❀	Jack Myrick
Gerçeğin Yolu: Dhammapada ❀	Budha
Gezgin Pantolon Kardeşliği ❀	Ann Brashares
Gezgin Pantolon'un İkinci Yazı ❀	Ann Brashares
Göksel Öyküler ❀	Bambaren
Gölgeler Kitabı ❀	James Reese
Güzellik ve Cilt Bakımı İçin Taocu Yoga ❀	Cem Şen
Hakkımızdaki Her Şey ❀	Philipp Keel
Hamilelik, Doğum ve Bebek Bakım Kitabı ❀	Ayşe Öner
Her İşin Kolayı Var ❀	Hailey
Her Şey Akar: 3 Hikaye ❀	Bülent Sağman
2009'da Burcunuz ve Siz ❀	Öner Döşer
İlişkilerin Pin Kodu ❀	Douglas Forbes

İnsanın Pin Kodu ❀	Douglas Forbes
İş Hayatında Mutluluk Sanatı ❀	Kutsal Dalai Lama
Kaderin Pin Kodu ❀	Douglas Forbes
Kaizen Yolu: Küçük Bir Adım Hayatınızı Değiştirebilir ❀	Robert Maurer
Kanepedeki Hergele ❀	Daniel Jones
Kehanetler ❀	Sylvia Browne
Kendinizle Barışmak ❀	Dalai Lama
Kod Kitabı ❀	Simon Singh
Kötü Günler Kitabı ❀	B. T. Greive
Kuantum Çocuklar ❀	Tutku Çetin
Kutsal ❀	Daniel Quinn
Makrobiyotik Beslenme ❀	Candan Osma
Mutluluk Sanatı ❀	Dalai Lama
Nasıl Mutlu Olunur ❀	Liz Hogaard
Öte Dünyadan Mesajlar ❀	Sylvia Browne
Özgür Yürek ❀	John Eldredge
Ruh, Zihin, Beden Şifası ❀	Dr Zhi Gang Sha
Ruhun Gücü ❀	John Holland
Sevgili Anneciğim ❀	B. T. Greive
Sır ve Ötesi ❀	Dr Lisa Love
Sindirim Sistemi Sorunları İçin Taocu Yoga ❀	Cem Şen
Six Sigma Yolu – Zirvedeki Şirketlerin Başarı Yöntemi ❀	Robert Neuman
Sekstroloji ❀	Starsky ve Cox
Sonsuzluğun Mesajı ❀	Marlo Morgan
Stres ve Stres Kaynaklı Rahatsızlıklar İçin Taocu Yoga ❀	Cem Şen
Süper Besinler Rx ❀	Steven G. Pratt
T'ai Chi Ch'uan: Enerjinin Dansı ❀	Cem Şen
Tek Şişman Beyniniz ❀	Yasemin Soysal
Tibet'in Yoga Kitabı ❀	Geshe Michael Roche
Uzun Yaşamın Sırları ❀	Cem Şen
Yasak Tarih ❀	Douglas Kenyon
Yaşamın Anlamı ❀	B. T. Greive
Yıldız Kız ❀	Jerry Spinelli

Uzun Yaşamın Sırları

100 Yaşınıza Kadar Sağlıklı, Mutlu ve Enerjik Yaşamanın Basit Sırları

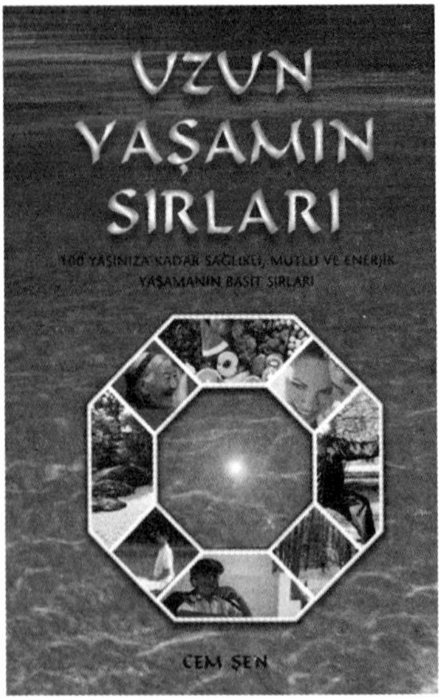

Uzun Yaşam, yalnızca seçkin ya da şanslı bir grup insanın ulaşabileceği bir hedef değildir. Uzun Yaşamın Sırları, bu amaca ulaşmanızı sağlayacak kolay ve doğal yöntemlerle ipuçlarını anlaşılması kolay bir dille anlatmaktadır. Her zaman yediğiniz yemeği ne şekilde yiyeceğinizi, her zaman aldığınız duşları ne şekilde alacağınızı, günlük yaşamınızda bir yerden bir yere giderken nasıl egzersiz yapacağınızı ve cinsel yaşamınızı ne şekilde düzenleyeceğinizi öğrenerek yaşamınızı uzatmanız, sağlıklı ve mutlu bir hale getirebilmeniz mümkündür.

Kitapta bütün bu ipuçlarına ek olarak, bedeninizi, yaşam enerjinizi ve bilincinizi geliştirmek için yüzlerce yıllık öğretilerden günümüze kadar gelen pek çok basit ama güçlü egzersizi de bulacaksınız. Kitaptaki bütün bu bilgiler ve ipuçları, beslenme, yaşam alanı, ilişkilerimiz, cinsel yaşamımız ve hayat amacımız gibi bir çok ana bölüm altında incelenmektedir. Bu kitap uzun ve anlamlı bir hayat yaşamanıza yardımcı olacak modern ve kadim bilgileri bir araya getirmektedir.

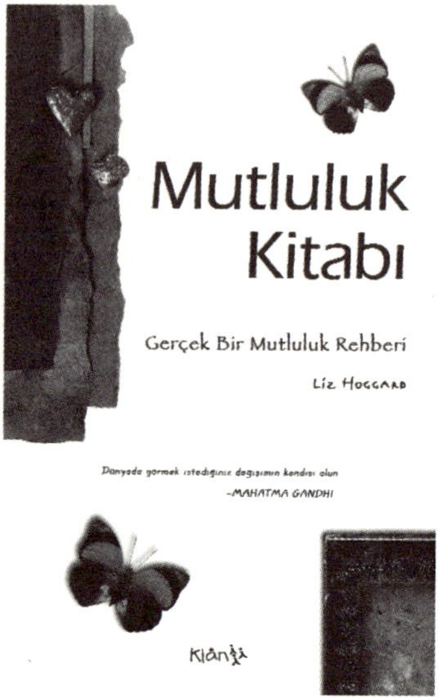

Mutluluk Kitabı

Gerçek Bir Mutluluk Rehberi

Günümüz bilim insanları, iş dünyasındaki başarılarımızın, bankadaki paramızın, şöhretimizin ya da gücümüzün mutlu bir yaşam yaşamamızı garanti altına almadığı, mutluluğun daha çok ailemiz ve toplumumuz ile ilişkilerimiz, sevdiğimiz birisi ile aramızdaki cinsellik, hoş bir yaşam ortamı, bir diğer insana duyduğumuz güven ve daha az stresli bir iş gibi basit zevklerden oluştuğu konusunda aynı görüştedirler. Yapılan bilimsel araştırmalar gittikçe daha güçlü bir şekilde, mutluluğun, tıpkı bisiklete binmek ya da bir müzik aletini çalmak gibi, öğrenilebilecek bir yetenek olduğunu ortaya koymaktadır. Mutluluk için herkese uyan tek bir evrensel çözüm bulunmasa da, kesinlikle mutluluğumuzu ve neşemizi büyük oranda artırmamızı sağlayan ve herkese uygun olan pek çok yöntem bulunmaktadır. İşte "Mutluluk Kitabı" size bu yöntemleri anlatmak ve kanıtlamak için yazılmış bir kitaptır.

"Mutluluk Kitabı", seks yaşamınızdan sağlığınıza, evcil hayvanlarınızdan çocuklarınıza, işinizden ruhsal araştırmalarınıza kadar pek çok alan üzerinde odaklanarak, dünyanın küçücük ama en önemli bölümünü, kendi bulunduğunuz bölümünü, nasıl daha mutlu bir hale getireceğinizi öğretmektedir.

Kaizen Yolu

Küçük Bir Adım

Hayatınızı Değiştirebilir

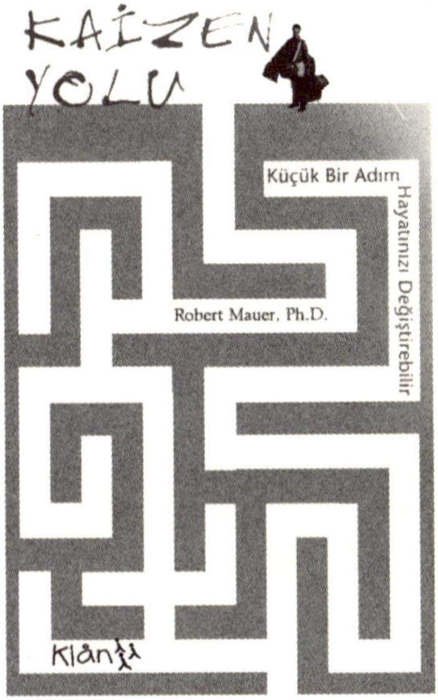

Felsefe, basit:
Büyük bir değişim, küçük adımlarla yapılır.
Kullanılan teknikler kolay ancak son derece etkili:

- KÜÇÜK SORULAR SORUN.
- KÜÇÜK DÜŞÜNCELER ÜRETİN.
- KÜÇÜK EYLEMLERDE BULUNUN.
- KÜÇÜK SORUNLARI ÇÖZÜN.

Ardında, reddedilemez bir bilim var:
küçük adımlar, beynin yeni bir davranış biçime karşı gösterdiği direncin çevresinden dolaşır.
Amaç: Yaşamınızı, korku duymadan ve başarızlığa uğramadan değiştirmek.
Sonuç: inanılmaz!

Tibetin Gençlik İksiri

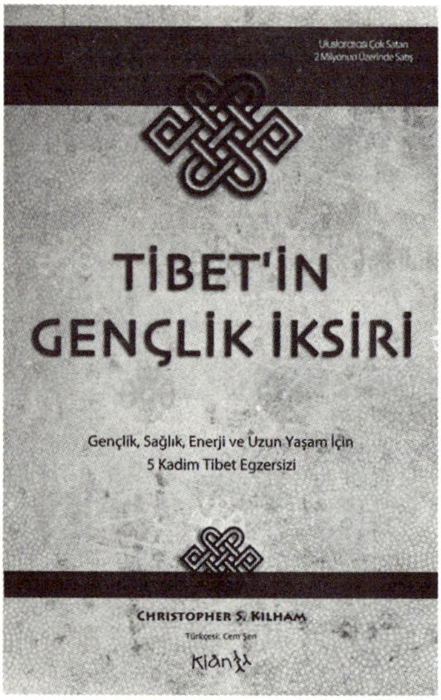

Gençlik Sağlık Enerji ve Uzun Yaşam İçin 5 Kadim Tibet Egzersizi

Tibet'in Gençlik İksiri, Himalayalar'daki gizli bir tapınakta lamalar tarafından çalışılan son derece basit ancak bir o kadar etkili 5 teknikten oluşmaktadır. Bu çalışma, 20. Yüzyılın başlarında, emekli bir İngiliz albayı tarafından lamalardan öğrenilmiş ve Batı'ya getirilmiştir.

Tibet'in Gençlik İksiri'ni oluşturan 5 basit tekniği uygulamak çok az bir zaman almasına karşın, bedensel dayanıklılığı ve gücü, zihinsel berraklığı, yaşam enerjisini artırma gücü inanılmazdır. Daha önceden hiçbir egzersiz yapmamış olan insanlar bile, bu kadim çalışmaların olağanüstü etkilerini hemen farketmektedirler. Düzenli uygulandıklarında adelelerin güçlenmesini, stresin ortadan kalkmasını, solunum ve sindirim işlevlerinin güçlenmesini, kalp-damar sisteminin canlanmasını sağlamakta ve hepsinden önemlisi de yaşlanma sürecini yavaşlatmakta; hatta bazı durumlarda tersine döndürmektedir.

Düzenli uygulama sonucunda siz de kendinizi çok daha genç ve canlı hissedebilir ve insanların daha genç ve sağlıklı göründüğünüz konusundaki övgülerini kabul edebilirsiniz.

Tibetin Yoga Kitabı

Yoga Felsefesi ve Uygulaması Üzerine
Kadim Budist Öğretiler

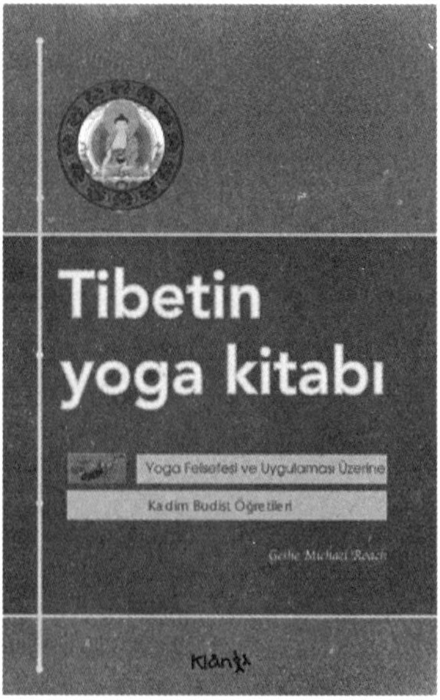

"Diğer insanlara karşı nezaket ve şefkat duymayı öğrenmeden yoganın kapısından içeriye adım atamazsınız."

—Changkya, Elmas Denizinde Yüzen Kişi (1717 – 1788)
Çin İmparatorunun ve Yedinci Dalai Lama hazretlerinin yoga öğretmeni

Kadim Yoga uygulaması Tibet'e, anavatanı Hindistan'dan bin yıl önce ulaşmıştır. Bir anda popüler olan yoga, kısa sürede yerel öğretilerle karışarak ülkenin her yerine tıpkı zarif bir biçimde açan nilüfer çiçeği gibi yayılmıştır. Bu kitapta öğreneceğiniz yoga çalışmaları, Tibetin Kalp Yogası olarak adlandırılmaktadır ve Tibetli Dalai Lamaların bağlı olduğu Gelukpa geleneğinden gelmektedir.
Geshe Michael Roach, şu ana kadar gizli kalmış olan Tibet'in yoga öğretisini ilk kez sunmaktadır. Bu çalışmalar, yalnızca fiziksel anlamda mükemmel bir sağlığa ulaşmanızı sağlamakla kalmayıp aynı zamanda kalbinizi tüm varoluşu kucaklayacak şekilde açmanıza da yardımcı olmaktadırlar.

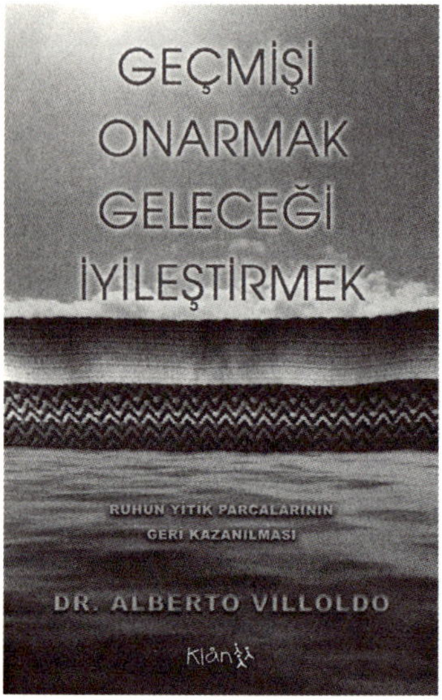

Geçmişi Onarmak Geleceği İyileştirmek

Ruhun Yitik Parçalarının Geri Kazanılması

New York Times Bestseller yazarı ve antropolog doktor Alberto Villoldo, bu yeni çok satan eserinde, bilinen zaman ve mekanın dışında gerçekleşen şifa çalışmalarını anlatmaktadır. Zamansızlık olarak adlandırılan alana adım atıp, geçmişte meydana gelen yaralanmalarınızı nasıl iyileştireceğinizi ve kaderinizin akışını nasıl değiştirebileceğinizi öğretmektedir. Villoldo, Amerika'nın şaman üstatları olan Laikalar'ın yöntemlerini kullanarak iradenizi ve bilincinizi kendinizi ve sevdiklerinizi iyileştirmeye odaklayabileceğinizi söylemektedir.

Bu olağanüstü kitapta, kalbin ve ruhun dört odasını keşfedeceksiniz. İlk oda olan yara odasında, sizi kaderinizi gerçekleştirmekten uzak tutan yaralarınızı keşfedecek; ikinci odada sizi durmadan kayıp yaşamaya zorlayan kısıtlayıcı inançlarınızı ve ruhunuzla yaptığınız sözleşmelerinizi değiştirecek; üçüncü odada güveni ve güzelliği yeniden bularak tamlığa ulaşacak; ve dördüncü odada bu hayata gelmeden önce karar verdiğiniz kaderinizi ve görevini bulup bunu gerçekleştirmeye başlayacaksınız.

Dört Anahtar

Güç İyileşmesinin Bedeninizi, Zihninizi ve Ruhunuzu Enerji İle Dolduracak Dört Sırrı

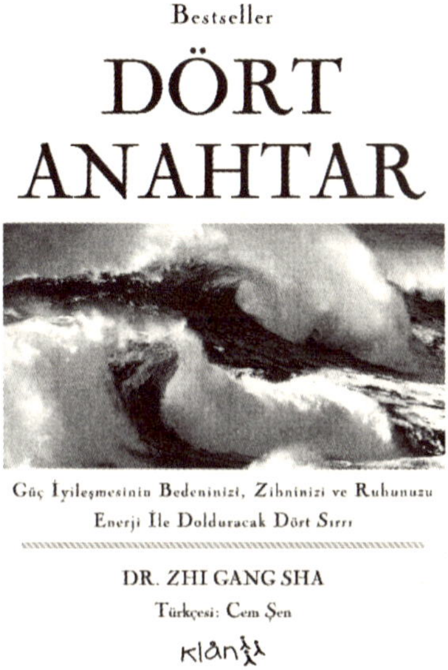

Şifa ve ruhsal gelişim ile ilgili daha önceden okuduğunuz ya da bildiğiniz her şeyi bir kenara bırakın ve yalnızca bu kitabı okuyun, bu kitaptaki bilgileri kullanın.

Dünyaca ünlü bir şifacı ve Üstat, Bestseller yazarı Dr. Sha, mucizevi kendinizi iyileştirme, şifa verme ve ruhsal gelişim yöntemlerini defalarca tıp uzmanlarının gözleri önünde kanıtlamıştır. Kanserden en basit sırt ve baş ağırılarına, Üçüncü Göz'ün açılmasından Ruhsal Rehberler ile ilişki kurmaya kadar her alanda, inanılmaz derecede hızlı ve etkili sonuçları olan yöntemleri, onbinlerce insanın yaşamını temelden değiştirmiş ve değiştirmeye devam etmektedir.

Bu teknikler, herhangi bir şifacıya, ustaya ya da otoriteye gerek kalmadan kendi kendinizin ustası ve şifacısı olarak dakikalar içinde ağrılarınızı ortadan kaldırmanızı, kısa sürede yaşamsal tehlike içeren hastalıklarınızı iyileştirmenizi, binlerce kilometre ötedeki sevdiklerinize ya da ihtiyaç duyan insanlara şifa vermenizi, işinizin, ilişkilerinizin ve yaşamınızın kutsanmasını, yardımcı kutsal varlıklarla iletişime geçerek ruhsal gelişim yolunda emin adımlarla ilerlemenizi sağlayacaklardır.

Bu teknikleri hemen deneyin ve ne kadar mucizevi olduklarını kendi gözlerinizle görün.

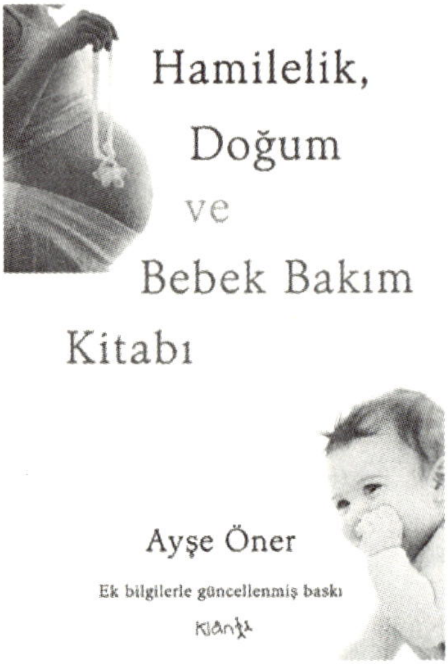

Hamilelik, Doğum ve Bebek Bakım Kitabı

Hamilelik hazırlığı • hamilelik • bebek odası hazırlığı • hamilelikte beslenme • nefes egzersizleri • hamile egzersizleri • hastaneye hazırlık • doğum • doğum sonrası beslenme • loğusalık • doğum sonrası egzersizleri • bebek egzersizleri • yenidoğanın özellikleri • emzirme • aşılar • hastalıklar • seyahat • ağlama • uyku düzeni • gaz sorunu • bebek masajı • alt değiştirme • banyo • tırnak kesimi • kardeşler • oyun ve arkadaşlar • yürüme • evde alınacak güvenlik önlemleri • ilkyardım • ve diğer konular...